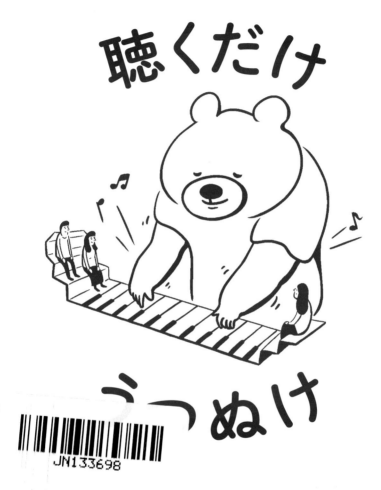

聴くだけ

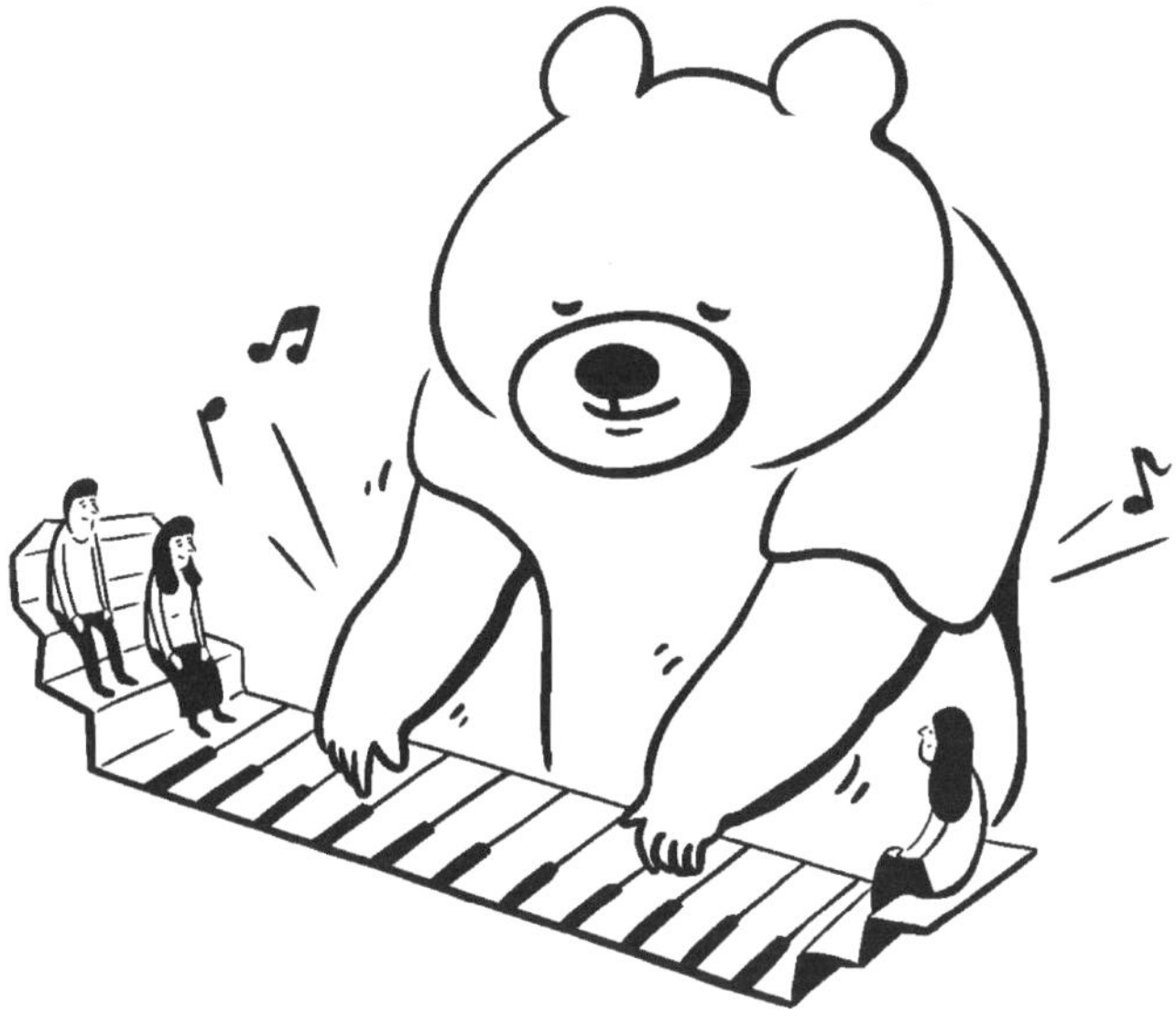

うつぬけ

心理カウンセラー・音楽療法家
橋本翔太
Shota Hashimoto

フォレスト出版

はじめに

「どんなに強い意志力をもっても、どうしても朝が起きられない」
「自分だけ重力が人より10倍かかっているように体が重苦しい」
「今までできていたことができない絶望感」
「何もかもを悲観し、自分を責めてしまう」
「誰にもわかってもらえない孤独感」
「理解されずに人が離れていく悲しさ」

希望がなくなり、存在を消したくなるところまで追い詰められたボロボロの心。

私はそんな絶望の谷底から生還してきたひとりです。


「うつ」は、本人以外には、その苦しみはわかりません。

でも、大丈夫。

どんなに苦しくても、うつ、心の不調はかならずよくなります。


当時の私は必死で助けを求め、西洋医療だけではなく、東洋医療、代替療法まで、数え切れないくらいの専門家のドアを叩きました。

本もたくさん読みました。

しかし、人によって言うことがまるで違うし、それぞれが批判しあっているので、混乱するばかりでした。治らないかもしれない絶望の中で、頼れる人が見つからず、情報ばかりが溢れて余計に苦しくなりました。

結局、誰ひとり、正解を教えてくれた人はいませんでした。そこで、自分自身を実験台にして、年単位でひとつひとつ、根気強くあらゆることを試していったのです。

回復する過程で、明らかとなってきたことがあります。

まず、長年取り組んできた音楽療法が、心と体の架け橋になり、心の不調をやわらげてくれる心強いサポーターになることを、改めて強く再認識したのでした。

目に見えない音楽には、同じく目に見えない心に働きかけて、あなたをサポートする力があるのです。

そして、心の回復には、体のアプローチ、心のアプローチの両方が大切で、多角的にバランスよく取り組めば、うつや心の不調から抜け出せる。

ついにそうわかったのは、自分の経験を通してでした。

心の不調が治らない人は、そのバランスが偏っているのです。


本書では、私が暗闇でもがきながら、症状を回復させていく中で見つけてきた、確かに効果のあった方法だけを、心と体の両方の側面からご紹介しています。そして付属音源「ピアノセラピー」が、今そばにわかってくれる人、頼れる人がいなくても、あなたに寄り添い、隣で支える伴走者になってくれます。

うつ、心の不調からの回復において、私はずいぶん遠回りをしました。

ただでさえ苦しいのに、遠回りによってさらに苦しむ時間が増えました。

みなさんには同じ思いをしてほしくありません。

本書を通して、回復のためのヒントを具体的に示します。

暗闇を照らし、あなたを出口へと導く目印になるよう、この本を作りました。


うつ・心の不調の渦中では、本を読むのもつらいものです。

最初は付属音源「ピアノセラピー」を聴くだけでOKです。音楽療法的視点から心の症状に合わせて私が作曲・演奏しており、聴くだけで心の不具合がやわらぎ、苦しみから一歩抜け出すためのサポートをしてくれます。

その上で、本文のヒントを少しずつ取り入れていきましょう。本文では図説やイラストを多用し、簡潔に、かつ気軽に読んでもらえるように工夫しました。

付属音源「ピアノセラピー」を聴きながら、気楽に読み始めてみてください。

目次

第3章 音楽がうつに効く理由

第4章 心理アプローチでうつを撃退する

第5章 栄養素を正しく摂れば、心はすっきり軽くなる

第6章 ピアノセラピー体験者の声

ブックデザイン／ Chichols
イラスト／髙栁浩太郎
DTP ／キャップス
編集協力／林美穂

付属CD音源「ピアノセラピー」の聴きかた

作曲・ピアノ演奏　橋本翔太

ピアノセラピーとは

「ピアノセラピー」は音楽療法的な見地に基づいて、橋本翔太が作曲・演奏しているオリジナル・ミュージックです。「音のチカラ」で自分の心をやわらげ、感情を解放し、聴くだけでうつ、心の症状をやわらげていきます。

スピーカーからでもヘッドフォンからでも、自分にとって楽な方法で聴いてください。自分にとって心地よい音量に調整してください。かすかな音量でもOK。ただ聞き流すだけでOKです。さらにもう一歩進めた活用方法として、心理メソッドとピアノセラピーを組み合わせた、心の不調を取り除くための感情を解放するワークも本書ではご紹介しています（第3章参照）。

曲目

トラック1	**「願いが届く如月の夏空」** 何もしたくない、何もかもがめんどくさいときに。 自律神経に心地よく、おだやかに整っていくピアノセラピー。	6:05min
トラック2	**「祈りのちから」** 不安を落ち着かせたいときに。不安を包み、やわらげるピアノセラピー。	8:41min
トラック3	**「ヤサーのぬくもり」** 悲しみを癒すために。悲しみに寄り添い、悲しみを溶かすピアノセラピー。	6:06min
トラック4	**「シンガプーラは月の幾何学やさしくて」** 自分をねぎらい、自己肯定感を高めるために。 自己肯定感を高めるピアノセラピー。	10:33min
トラック5	**「解放のウタ」** 怒りを手放したいときに。苛立ちを緩和し、怒りを流し去るピアノセラピー。	6:16min
トラック6	**「南十字の明け方に」** 行動をサポートしてほしいときに。 やる気とモチベーションをサポートするピアノセラピー。	4:31min
トラック7	**「うたた寝よりも気持ちいい、やすらぎの揺りかごで」** 寝付けない夜や睡眠の質を高めたいときに。 快眠へいざなう、やさしくまどろむピアノセラピー。	10:01min

＊本書内では怒りの解放の後に悲しみの解放が起こると書きましたが、音源は全体を通して聴いたときの効果も出るように、あえて順番を変えて制作しています。

聴き方に決まりはありませんが、以下に使い方の例をご紹介します。

ピアノセラピー　こんな風に聴いてみて❶

全部の曲を聞き流す：少しずつ気持ちをほぐし、エネルギーが高まるように曲の順番を工夫してあります。リピート機能で全体を繰り返し聴くのもよいですね。

ピアノセラピー　こんな風に聴いてみて❷

不安、怒りや悲しみ、そのときの感情で音源を使い分ける：各トラックごとにそれぞれ、得意なテーマ、解決したいテーマが含まれています。あなたの状態に応じて、聴く曲を選んでみてください。

ピアノセラピー　こんな風にきいてみて❸

感情を洗い流すワークで、自分で自分の心を解放する：第3章でご紹介する、自分で自分の心を解放するワークに活用してください。選曲は解決したいテーマに沿っても、好きな曲を選んでも、どちらでも結構です。

かならずよくなる！
本書のアプローチ

うつという心の不調のトンネルから抜け出すためには、心と体の両方から多角的に働きかけるのが一番の近道です。そのために、本書ではつぎの3つのアプローチを柱にご紹介していきます。

①音楽療法のアプローチ
②心理面のアプローチ
③栄養面のアプローチ

これらのアプローチで、私のクライエントの多くが心の不調から回復していきました。

本書が魔法のように一発でうつを消し去る解決方法にはならないかもしれません。

しかし、あなたのうつをほぐし、やわらげ、隣で寄り添ってくれる、一緒に回復への道のりを歩むサポーターになってくれます。

さらに心の不調がよくなってきてからも、不調を再燃させないためにも役立ちます。

「音楽」がうつを改善させる

音楽療法のアプローチでは、本書に収録したオリジナル音源「ピアノセラピー」を使って聴くだけで、うつ、心の不調をやわらげていく方法をお伝えします。

枯れ果てた心のエネルギーのチャージには、音楽がとても役に立ちます。私のピアノ音楽は過去15年間、おかげさまで多くの方にご利用いただき、その都度、作った本人もびっくりしてしまうような効果と感想をいただいてきました。

心理面の問題を解決するために、この音源を使った簡単なワークもご紹介します。

「心理」にアプローチしてうつをやわらげる

心理面のアプローチでは、心がつらいときに、その段階に沿って、どういったものを取り入れたらよいのか、またどういったものは距離を置いた方がよいのかなどを説明していきます。枯れ果ててしまった心のエネルギーを回復するために、自分でできることを説明していきます。

見落としがちな「栄養」の効果

栄養面のアプローチは、まだ知らない人も多いかもしれません。

栄養欠損と低血糖症のお話をメインに、栄養がうつや心の病に大きく関係していることを明らかにしていきます。

栄養面のアプローチによって神経伝達物質（セロトニンなど）を自分の体で作れるようになり、脳機能が改善し、自律神経が安定すると、心の不調がやわらいでいきます。

この栄養のアプローチが盲点になっている方はかなり多く、取り入れることで劇的に回復する人がたくさんいます。

私自身もそうでした。

具体的なアプローチに移る前に、うつとどう付き合ったらよいかを、第1章から見ていきましょう。

第1章

うつは かならずよくなる！

1

うつの原因はいまだにわからない

うつは心の病（気分障害）のひとつです。症状により「うつ病」「適応障害」「双極性障害」「パニック障害」「不安神経症」など、様々な病名で分類されていますが、ここでは苦しい心の状態、うつ状態のことを「うつ」と呼ぶことにします。

理解が進む一方で原因はいまだ不明

20年前の日本では、うつと聞いただけで、閉鎖病棟のある精神病院を連想したり、「うつは甘えである」などという勝手な発言をする人で溢れていましたが、現在はかなり病気の理解も進みました。

昔から三大成人病（生活習慣病）といえば、がん・心疾患・脳血管疾患でした。そこに糖尿病が加わり四大疾病と呼ばれるようになります。２０１１年から精神疾患を新たに加えて、五大疾病とする方針を厚生労働省が決めたときは、私は時代の変化を感じて衝撃を受けたものです。

これだけ理解が進む一方で、うつをはじめとした精神疾患は、実はこれという原因が現在でもわかっていません。西洋医療の世界では脳の神経伝達物質に異常が発生して、脳機能が正常ではなくなるのが原因とされていますが、これもはっきりしたわけではありません。

医療においての第一選択肢としては、投薬を受けて脳内の神経伝達物質をコントロールすることなのですが、それが全てを解決してくれるわけではありません。中には投薬のみで回復する人もいますが、投薬でよくなる人もいれば、認知療法や心理カウンセリングなどの心のアプローチが何より必要な人もいます（第4章で紹介）。欠損している栄養素の補充が役立つ場合もあります（第5章で紹介）。

つまり、絶対的な解決法がないため、多角的なアプローチが必要になるのです。

様々な組み合わせによってうつをやわらげる

多くの人が、投薬だけ、もしくは心だけといった偏ったアプローチをしているのですが、大切なのは、ひとつの解決方法に縛られないこと。盲信しないことです。

うつの原因は、個人個人によって複雑に絡み合っているものなので、いくつかの方法を並行して取り入れていくことで、絡まった糸がほぐれていくケースが大変多いのです。

うつの治療とは、自分に合った治療法を組み合わせて自分に処方していくプロセスでもあるのです。そうすることでかならずよくなります。

本書がそれをお手伝いします。

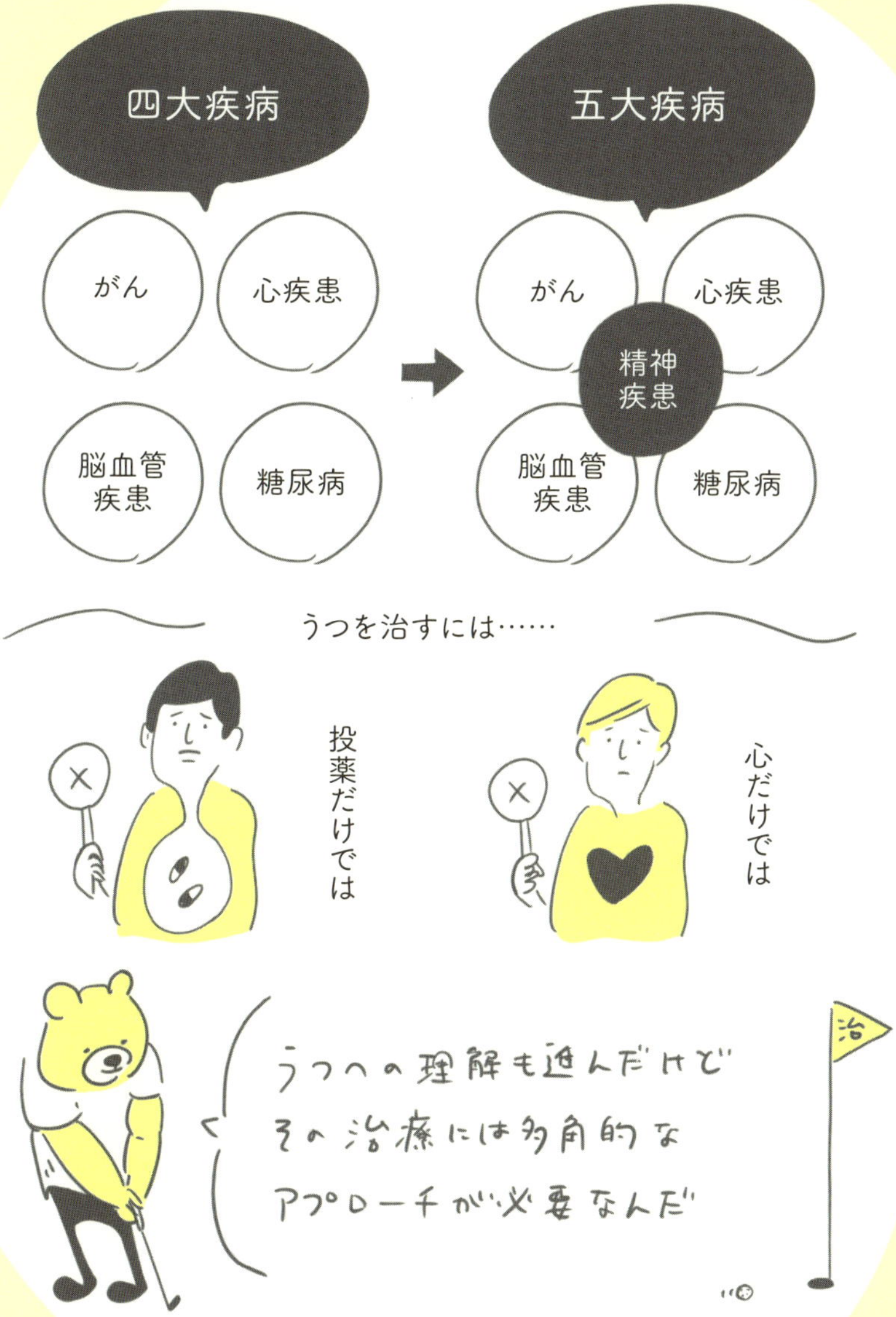
四大疾病
がん
心疾患
脳血管疾患
糖尿病
五大疾病
がん
心疾患
精神疾患
脳血管疾患
糖尿病
うつを治すには……
投薬だけでは
心だけでは
治
うつへの理解も進んだけど
その治療には多角的な
アプローチが必要なんだ

2

うつは多角的なアプローチが必要

「〇〇だけでうつがよくなります！」といった謳い文句を目にしたら飛びついてしまいそうですが、うつが一発で治る魔法の解決方法はありません。うつは「薬だけ」「心理カウンセリングだけ」といったひとつだけのアプローチで治るものではなく、多角的なアプローチが大切です。

しかし専門家の中には、多角的なアプローチを避ける人も多く、例えば精神科のドクターで、栄養療法や音楽療法でうつがよくなることを認めている先生の数は少なく、薬だけ飲むようにすすめがちです。一方では、代替療法の指導者や栄養専門のドクターが、西洋医療を否定していることもしばしば見かけます。

うつを経験し、長いトンネルを抜けた経験者の私から言わせると、どちらもバランスが悪いのです。彼らは、（医者でさえも）当事者ではありません。

私たちに必要なことは両方からバランスよく取り入れていくことです。

うつや心の苦しみから自分を解放する本や情報もたくさんありますが、これも全て鵜呑みにしないで少し距離を置きながら取り入れましょう。それぞれの人の持論は正しくても、そこから取捨選択して、自分に合うものをちょっとずつ試してみるくらいの冷静なバランス感覚が大切です。

投薬、栄養学、音楽療法、運動、心理カウンセリング、エネルギーを整える代替療法と、心と体の両方から多角的にアプローチすることが最も効果があります。

本書では心と体にバランスよくアプローチするために、音楽療法・心理療法・栄養療法をメインに、今日からできる回復のヒントをお届けします。

たくさんやることがあって大変と思うかもしれませんが、ポイントを押さえて効率よく取り入れるので心配ありません。回復のための道具は多い方がいいのです。それが相乗効果を招きます。

3

うつはストレッチのように「ほぐし」「やわらげる」ことで治していく

うつには、一発で治る回復の魔法はありません。

でもこれは、回復までに何年も苦しむことになるというわけでもありません。少しずつ回復していくことができます。

魔法のような回復を期待しないで割り切る方が、肩の力を抜いてうつと向き合うことができます。それが結果的にうつの回復を早めます。

たとえるならストレッチのようなものです。

今、前屈しようとしても、ひざくらいまでしか体を曲げられない人が、いきなり床にべたっと手をつけることができたら、それは絶対無理をしています。

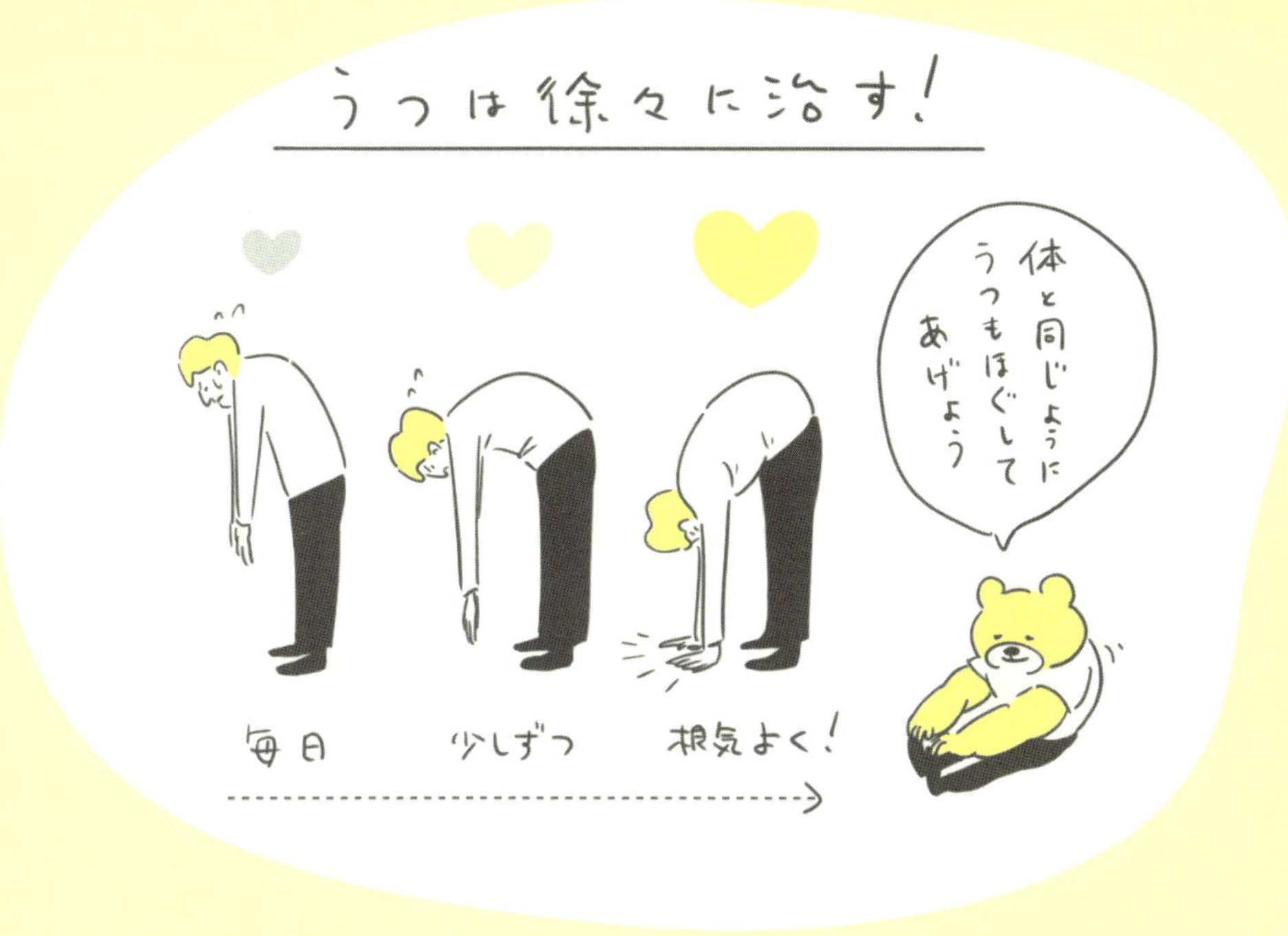
うつは徐々に治す!
体と同じようにうつもほぐしてあげよう
毎日
少しずつ
根気よく!

筋がのびて体を壊してしまいますよね。

体の柔軟性は、毎日少しずつ根気よく続けていくことで、確実に身についていきます。曲げられないからといって無理に引っ張ったりしてはダメですよね。

うつへのアプローチも同じことなんです。

4 うつの回復は「病気の前に戻る」ことではない

うつの渦中で一番苦しいことのひとつは、本当に治るのだろうか、いつよくなるのだろうか、ずっとこのまま苦しいのではないか……という恐怖や不安です。

うつや心の病に完治はなく、寛解《かんかい》といって症状が落ち着いていることがゴールとされています。ただ不調の渦中にいると、「ええ……治らないの？　結局このうつという影に怯えながら、この先も生きていかなきゃいけないのか……」と絶望してしまいがちです。私もそうでした。寛解というあいまいな感じがすごく嫌で、「とにかく治したい」「完治したい！」と強い反発の気持ちを覚えました。

完治の意味を「前と同じ状態、生活、人生に戻ること」と定義しないでください。

うつになる前のように、睡眠不足が続いてもバリバリ働き、遊び、自分の心にフタをして相手を優先させたり、自分を責め続けたり、嫌な誘いを断れなくて結局飲み会に行ったり。つらくても頑張れたという、以前と同じ状態でいたいのなら、うつは回復しませんし、そこに戻ることが完治ではありません。

うつの回復、完治とは、あなたの生きる姿勢や価値観が変わることです。

後ほどご紹介する方法で、心と肉体を整え、神経伝達物質の生成に必要な栄養素を摂取し、付属音源のピアノセラピーで心に吹き溜まっている感情を吐き出していくと、うつはやわらぎ、回復していきます。

自然と、生きるスタンス、価値観が変わっていきます。

その過程で前のような生き方にだんだんと関心が薄れ、新しい生き方、自分のあり方が見えてきます。今はあなたの視野が狭くなっているので、とてもそうは思えないかもしれませんが、道はたくさんあることにある日気がつきます。

だから大丈夫です。うつはよくなります。

5 回復段階によってアプローチが変わる

心の不調にはグラデーションがあります。

自分が今いる不調の段階に合わない情報は混乱と自責の原因になります。

心の不調の段階、エネルギーの状態を「マイナス」「ゼロ」「プラス」の三段階におおまかに分けるとしましょう。

回復段階に合わないアプローチは有害

「マイナス」段階の人は、まずは休養が第一です。人によっては入院や投薬も大切な選択肢になります。そこに加え、第5章の栄養療法です。栄養を取り入れて体と脳を

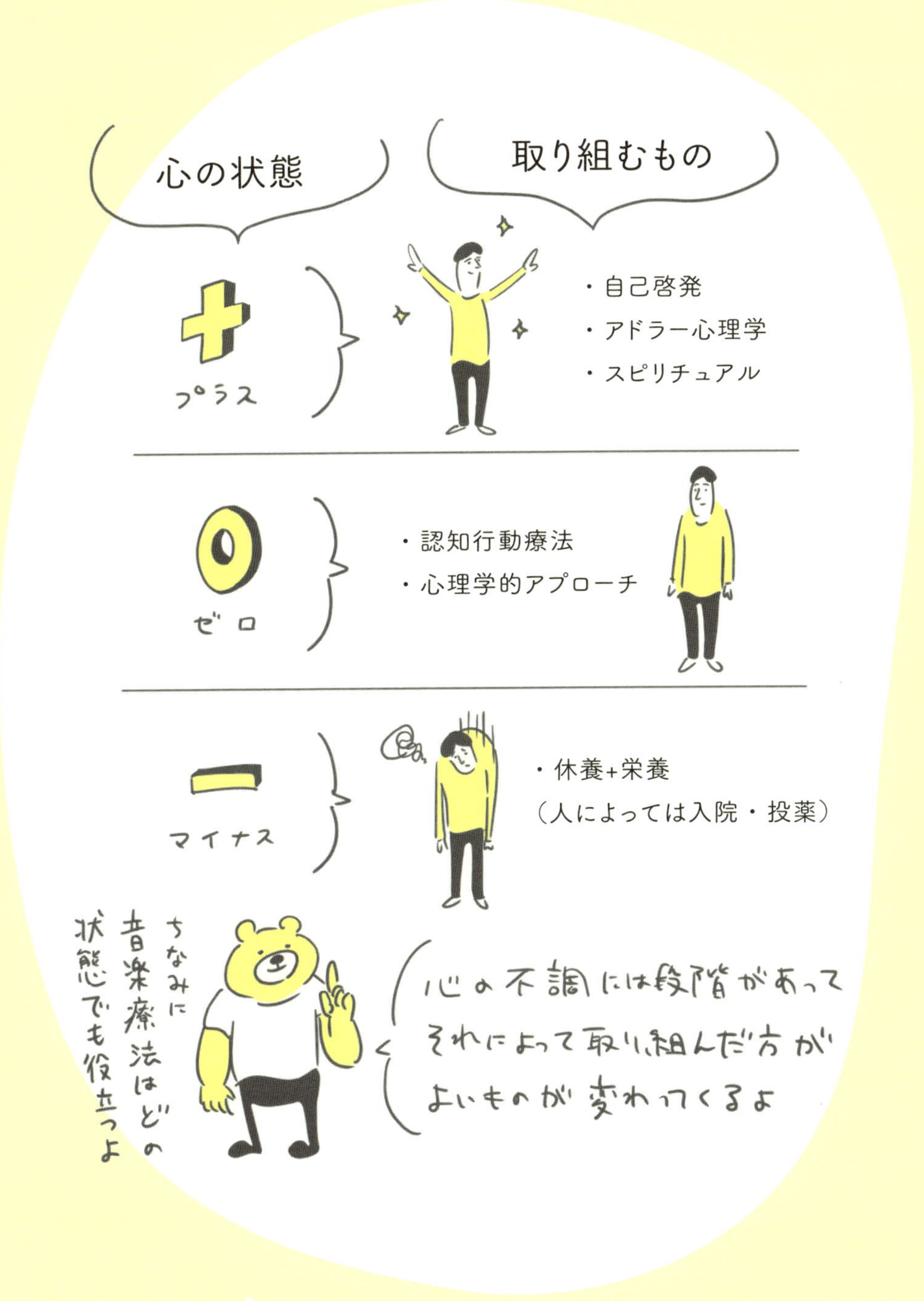
心の状態
取り組むもの
プラス
・自己啓発
・アドラー心理学
・スピリチュアル
ゼロ
・認知行動療法
・心理学的アプローチ
マイナス
・休養+栄養
（人によっては入院・投薬）
ちなみに
音楽療法はどの
状態でも役立つよ
心の不調には段階があって
それによって取り組んだ方が
よいものが変わってくるよ

回復させることが「マイナス」から抜け出すのに非常に役立ちます。

心理学で自分を見つめることも、取り組めばよいというものではありません。例えば認知行動療法は「マイナス」を抜けて「ゼロ」あたりに落ち着いた頃に、はじめるべきです。

人気のアドラー心理学が効果を発揮するのは「プラス」のあたりにまで回復した人です。スピリチュアル系や自己啓発本も、そこそこエネルギーが回復していないと、かえってできない自分を責める原因になる場合があります（第4章で詳しく説明します）。

なお、音楽療法は、どの状態においても役立ちます。

一言にうつといっても、状態や回復には段階があり、その段階によって取り組んだ方がよいものが変わってきます。このことがあまり知られていないために、病の渦中にある方の混乱のもとになっています。

見極め方は、自分がそれをすると苦しくなるものはやめる、距離を置くということ。どんなに人気の本でも、読んでいて苦しくなるのなら、今は必要のない証拠です。

6

うつはエネルギーが枯れ果てた状態

うつの状態を「脳機能の不具合」以外の表現で表すのなら、「エネルギーが枯れ果ててしまった状態」ということができます。

渦中にある人にとっては、むしろこちらの表現のほうがしっくりきますよね。

目には見えなくても、体に流れるエネルギーが存在するのは誰でも感覚としてわかると思います。エネルギーに溢れていれば元気で活き活きして見えますし、疲れてエネルギーが低下すれば、休みたくなります。

うつや心の不調は、このエネルギーがなくなってしまって、減ったぶんが溜まらないという状態です。その理由は、次の3つです。

①エネルギーが（肉体的・環境的に）生成できないから
②エネルギーが漏れて、消失してしまったから
③エネルギーを外に向けすぎて、自分に向けていないから

うつになると「とにかく休みなさい」と言われるのは、エネルギーをこれ以上磨耗しないため、休むことでエネルギーを少しでも生成するためです。うつや心の不調のひどいときは、仕事を休職するなど環境を整え、安静にして休息をとることが必須です。

一方でいくら休息をとっても、エネルギーが心身から漏れていたら、いつまでたってもエネルギーは溜まりませんよね。例えば様々な感情として現れてきたエネルギーを抑え続けることで、エネルギーに行き場がなくなり漏れはじめます。漏れたエネルギーはやがて雲散霧消してしまい、新しいエネルギーを作れなくなっていきます。

また、あなたのエネルギーが外に向きすぎて、エネルギーを自分に使えなくなっていても、あなたのエネルギーは枯渇してしまいます（第４章で説明します）。

第2章

うつと
うまく付き合うヒント

1

うつの原因はあなたの性格ではない！

うつになりやすい性格チェックなどはあてになりません。

私は家庭環境といじめで子供の頃から苦しんできたことを機に心に関心を持ち、心理学を学びました。しかし自分がうつ、不安神経症などの症状を抱えてしまったときには、この道のプロなのに情けない、心や性格が弱いからだと自分を責めました。

心の病は、本当に誰がなってもおかしくありません。

うつとは無縁そうな、豪快でポジティブで、「自殺なんて迷惑だ」「死ぬなら迷惑をかけるな！」などと力説し、成功しているように見えていた人が、ある日カクンとうつになって死を選んでしまうことが実際あります。

これだけがん罹患率が急上昇している今の時代に「私は絶対にがんになどならない」と断言できる人はいませんよね。

それと同じことなのに、うつに関してはみなさん態度が変わります。

あなたの性格があなた自身を助けてきたことを忘れないで

日本でもうつに対する偏見があります。うつは性格や根性の問題ではないのに、「うつは弱い人がなるものだ」「うつは甘えだ」という偏見を持っている人は（声に出さなくても）まだまだいます。

うつが相手にわからないのは、心の不調は外から見てわかりづらいのも理由のひとつだと私は思っています。怪我をして足を引きずっているわけでもないし、出血もしていません。心疾患やガンのように、病気としてのわかりやすさがありません。

そもそも誰かに言われなくても、うつになると、とにかく自分を責め続けます。

でも、「精神的に弱いから、必要以上に繊細すぎるから、だからうつになったのだ」などと自分の性格を責めたりしないでください。その性格気質が、

あなたの人生を助けてきたことを忘れないでください。

私自身、子供の頃から神経質で繊細すぎるとよく言われました。人混みが苦手で、相手の感情に影響を受けやすく、必要以上に情報をくみとってしまうため、非常に疲れます。考えすぎて動けなくなることもあります。

しかしこの繊細さのおかげで、季節の風の移り変わりから感じた切なさを音として紡ぎだして曲にしたり、相手の些細な悲しみを感じ取って声をかけたりすることができます。考えすぎは思慮深さとなり、観察力を得て文章を書くときに役立ちます。利点もたくさんあり、それは自分の人生を豊かにし、大いに自分を助けてもくれました。

あなたも同じです。

自分の性格のおかげで沢山メリットがあったのを今は忘れているだけです。

あなたの性格を責めるのはやめましょう。

うつの理解がない人からはしっかりと距離を置き、自分を守ってください。

2

何か理由があるから死にたいのではない

うつや心の病でつらいのは、苦しいだけではなく、死にたい気持ちが湧いてきてしまうことです。

死にたい気持ちは「脳の不具合」から起きています。

そもそも、生き物は生きようとするプログラミングがされています。ところが真逆の「死にたい」という気持ちが湧いてきているのですから、これは脳のプログラムが狂ってしまっている証拠です。

あなたが弱いから脳のプログラムが狂ってしまったわけでもありません。

心理カウンセラーの下園壮太氏は『自殺の危機とカウンセリング』の中で次のよう

に述べています。

＊＊＊

まず、カウンセラーがどうしても理解しておかなければならないことがあります。借金があるから、恋人に振られたから、職を失ったから……、自殺の動機にはさまざまなものがあります。落ち込んで死にたいという原因があるのなら、その原因を取り除くことで、死にたくなくなるはずだ。このように考えるのが普通です。そこでカウンセラーは希死念慮に至る経緯を聞き、「そんなに辛いことがあるなら、死にたいと思うことは、しょうがない」と思うか、逆に、「そんなことで、死にたいと思うことはないではないか」と考えてしまいます。

前者の思考を取るカウンセラーは、クライエントのストレス源（例えば、借金、仕事上の問題、夫婦問題など）を改善することを考えます。後者の思考を取るカウンセラーは「そんなに思いつめることはないではないか。人生は考え方一つだ」と、思考を変えるための説得を始めます。

しかし、大概の場合、どちらもうまくいきません。クライエントが「死にたい」と思っている、その原因がたまたまうまく解消したとしても、今度は別の理由で死にたくなることが多いのです。（強調橋本）

＊＊＊

「死にたい」原因は脳のプログラムの誤作動

この後、具体例が続くのですが、借金と離婚問題を理由に自殺未遂をした人で、一命を取りとめ、2か月病院に入院して「うつ状態」に対する治療を受けた方がいたそうです。

すると本人は自殺を図った頃の「死ぬしかない」という切羽詰まった思いが消え、退院するころには死にたいとは思わなくなっていたそうです。借金と離婚問題は何の進展もなく、むしろ入院中にさらに悪化しているにもかかわらず、です。

苦しみと自殺企図の原因であると思っていた理由（このケースでは離婚と借金）が直

接「死にたい」という気持ちに結びついていたわけではなかったのです。

では、原因は何だったのか。

下園氏は、脳の神経伝達物質が乱れることによる、脳のプログラムの誤作動であるとしています（栄養欠損や心理的な問題が関係している場合もありますが次章以降でふれます）。よって「表面的理由」に対処してもほとんど効果はないのです。

何か原因があって死にたくなるのではありません。

「死にたい気持ち、脳と心の状態」が先にあって、脳がその死にたい気持ちを理由づけるために、外側から、もっともらしい事実を見つけて、本人にそれが死にたい理由だと思わせてしまう、ということが起きているのです。

実際、ひどく体調が悪いと、天気が悪いだけで、世の中に責められているような気持ちになり、コーヒーをこぼしただけで、自分は無能だと感じて、死にたくなることもあります。

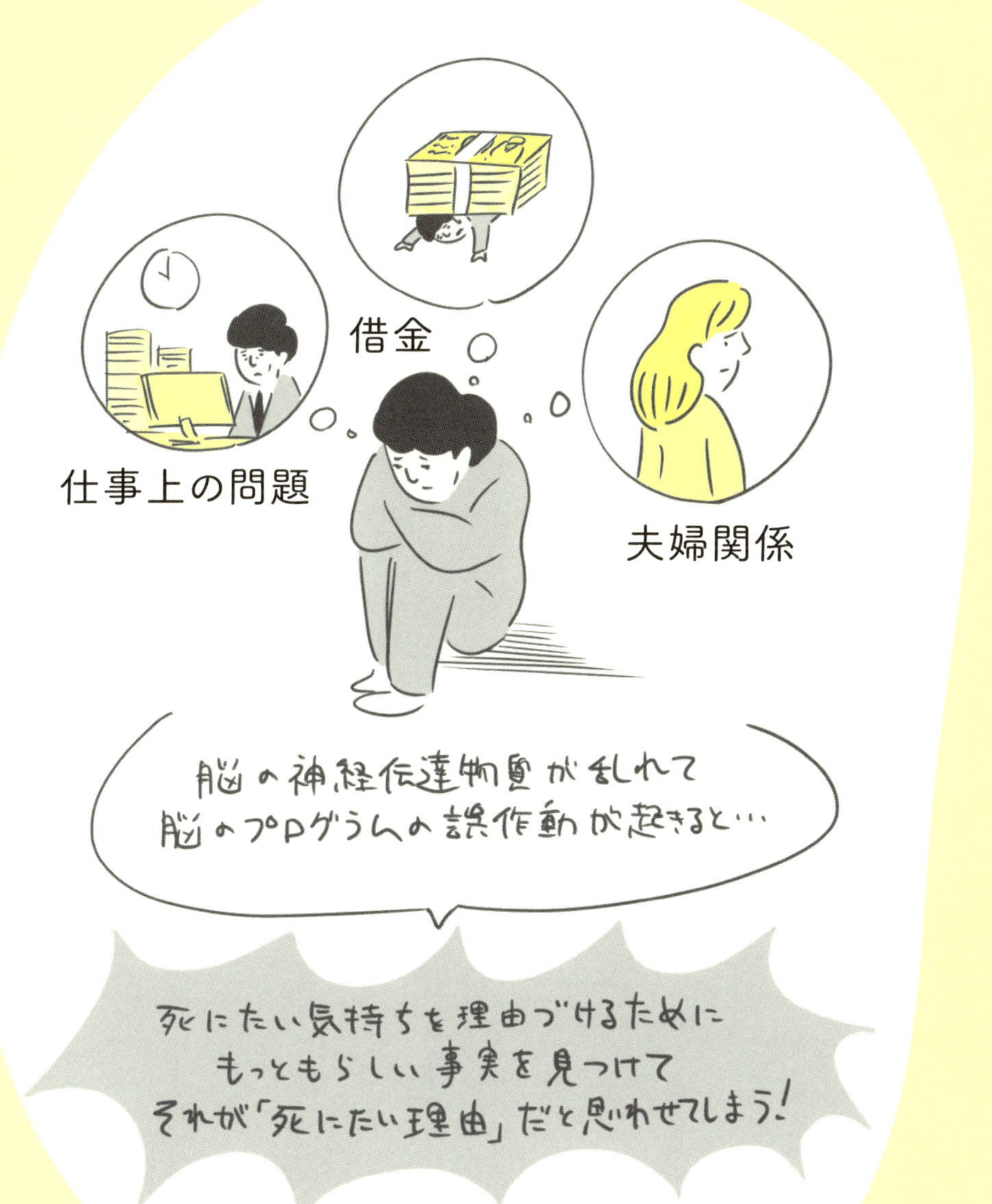
借金
仕事上の問題
夫婦関係
脳の神経伝達物質が乱れて
脳のプログラムの誤作動が起きると・・・
死にたい気持ちを理由づけるために
もっともらしい事実を見つけて
それが「死にたい理由」だと思わせてしまう!

さきほどの事例の患者さんの脳のプログラムの故障につながったきっかけは、借金と離婚だったかもしれません。しかし、脳の誤作動によって「死にたい気持ち」が発動してしまった後は、仮に借金と離婚問題が解決しても、今度は自分の健康問題に絶望したり、仕事の取引先とうまくいかないことで絶望したり、なんだかんだと、脳が死にたい気持ちを正当化するための理由を外側から見つけてこようとするのです。

逆に脳のプログラムが正常になってくると、前向きで、明るい発想が自然とできるようになっていきます。視野が広くなり、問題の解決方法はたくさんあることに気づけるようになります。

今は目の前の問題が全ての原因のように感じるかもしれませんが、本書を通して、あなたの心と体に落ち着きを取り戻すことが真の問題解決につながります。

3

死にたいと思う日があってもいい。死が安心をくれるなら

たとえ脳の不具合で死にたいと思っているのだとしても、「死にたい」と口にすると、「絶対そんなのダメだ！」「まだこの先の人生どうなるかわからないだろ！」などの感情的な反応が返ってくることが多いかもしれません（相手もどう返したらよいのかわからず混乱してしまっているのです）。

うつの苦しみ、人生の苦しみの中にいる人にとって「死」とは、この苦しみを終わらせるためのボタンです。そしてこのボタンが手元にあることが、逆にもう少しだけ生きてみようと思える理由にもなります。

矛盾しているように感じますか？

うつの渦中にいると、この苦しみが永遠にこの先もずっと続くように思え、自分では苦しみをコントロールできず、とても耐えられないと何度も思います。

しかしこの苦しみを終わらせるための「死」だけは、自分でコントロールできる部分であり、いつでも死ねると思えることに、安心感を感じることができるのです。

「生きるため」に「死にたい」と願う矛盾

学生時代のマラソンを思い出してください。

走り出したものの、10キロなんてとても走れない、お腹も痛い、もうやめたいと思ったことでしょう。それでも、「次の電柱までは走ろう」、そうやって、次の電柱まで、次の電柱までと、ちょっとずつ走り続けたことはありませんか。

死にたい人の気持ちも同じ感覚です。大きな苦しみを抱えながら、見えないゴールに向かって走り続けるのは絶望そのものです。

「あと一年生きたらやめていいよ」

「次の誕生日まで生きたら人生のレースから降りていいよ」


そうやって自分を励まして走ろうとしているのです。

死という選択肢から生まれる、「いつでもこの苦しみから脱出できる」という安心感のおかげで、もう少し生きてみようと逆に頑張ることができるのです。

死にたいという人は、死にたい気持ちも本当なのだけれど、それでもなんとかして生きたい、この苦しみから脱出したいという気持ちも本当で、むしろなんとかしてでも生きたいと心の深いところで本当は叫んでいます。


「生きるために死にたい」


死にたいという思いは、なんとかしてでも生きたい、という自分への励ましです。

そのことを忘れないでください。

4 ドクターショッピングのすすめ

医療において、うつや心の病の治療の第一選択肢は投薬です。うつや心の病の回復の過程でとても難しいのが、合う薬を見つけるまでの道のりです。投薬そのものに関しては様々な意見がありますが、ここではあえて触れません（アプローチのひとつとして、まずは中立的に捉えます）。

だからこそ、ドクターと薬の相性はものすごく重要です。

精神科や心療内科のドクターは通常、心理カウンセリングはしてくれません。ドクターができることは、薬の処方だけです。ドクターはあなたの心の悩みを聞く専門家ではなく、あなたに合いそうな薬を処方してくれる専門家なのです。

だからこそ、ドクターは患者の薬への不安や質問にしっかりと耳を傾けて、納得するまで説明する義務があります。投薬に関する患者の希望を聞き、できることとできないことを伝え、患者に納得してもらう必要があります。

しかし残念ながら、威圧的な精神科のドクターは少なくありません。それで萎縮してしまって、ドクターに質問ができずにインターネットに質問を書き込んでいる人がいますが、それでは通院の意味がありません。

信頼していいドクターの条件

ドクターショッピングには賛否両論ありますが、私の意見は、「相性のいい先生が見つかるまでは徹底的にドクターショッピングしましょう」です。

威圧的な先生、投薬以外の治療法を全否定する先生はおすすめしません。

◎話をさえぎらずに聞いてくれる
◎質問にていねいに答えてくれる

◎薬の不安を相談したときに嫌な雰囲気を出さない

こんな先生を探しましょう。遠慮なく質問できる先生を選びましょう。ドクターに会うのが楽しみに思えるくらいが本当はベストです。

少なくとも病院にいくのが嫌だと思うことがない先生を選んでください。

また、合う薬が見つかるまではこまめに通院させる先生がよいでしょう。毎週の通院が面倒くさくても、予約をこまめにとらせて、小さな変化を知ろうとする先生がおすすめです。その都度相談できますし、慎重に薬を調整してくれます。

ただし、どんなによい先生でも、先生は当事者ではないので、医者があなたを救ってくれるわけではありません。依存せずに、あくまでも薬のエキスパートとして、ドライに関係を保てるようにしましょう。

治すのはドクターではなく自分なのだということを忘れないでください。

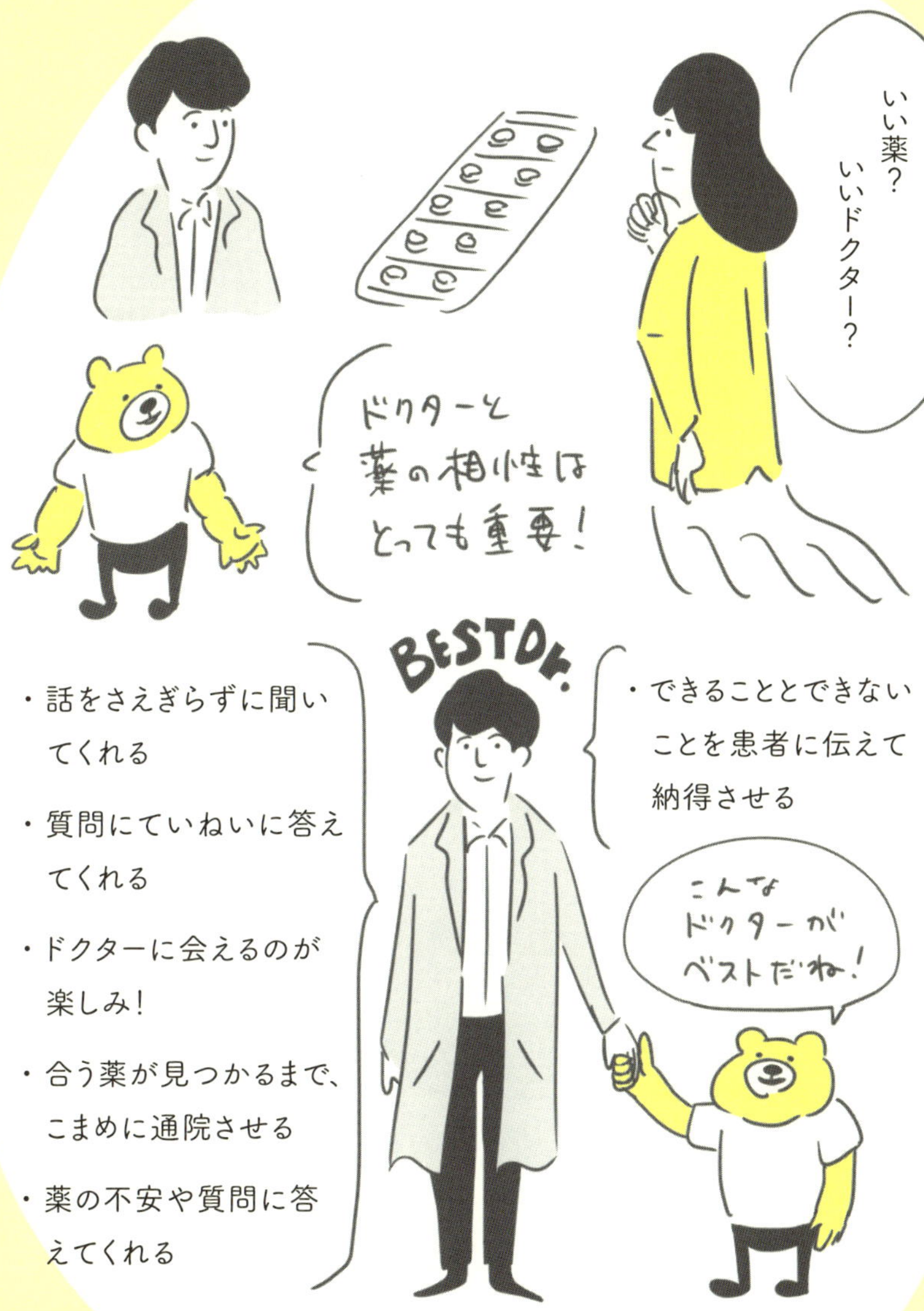

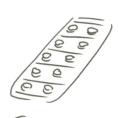

いい薬? いいドクター?
ドクターと薬の相性はとっても重要!
BEST Dr.
・話をさえぎらずに聞いてくれる
・質問にていねいに答えてくれる
・ドクターに会えるのが楽しみ!
・合う薬が見つかるまで、こまめに通院させる
・薬の不安や質問に答えてくれる
・できることとできないことを患者に伝えて納得させる
こんなドクターがベストだね!

5

「理解してもらえないこと」を理解する

心の不調との戦いにおいて、もっとも苦しいことは、「誰もあなたをわかってくれない」という点ではないですか。

私も渦中にいたときは、友人や家族のほか、医者、心理カウンセラーなどのスペシャリストをつかまえては相談し、会話を続け、この痛みをわかってほしいと願っていました。

最後の最後にたどり着いたのは「わかってもらえないことが、よくわかった」ということです。そこからはいい意味で諦めがついて、逆に楽になりました。

私は出産の痛みはどう逆立ちしてもわかりません。男性の産婦人科医だって、その道のスペシャリストなのに出産の痛みや苦しみはわかりません。それと同じことです。

相手がうつ経験者かどうかは関係ない

うつの苦しみの渦中にいるときに一番欲しいのは、アドバイスや解決方法ではなく、その痛みに寄り添ってもらうことです。そしてできれば、「それは本当につらいよね。自分もわかる」と言ってもらいたい……。

しかしこれは、残念ながら痛みを経験した人にしかできません。

ただ、心の病の経験のない友人で、「私はその苦しみが全く想像できないけれど、話を聴くことならできるよ」と伝えてくれた友人だけは別でした。

ただただ、話を聴いてくれて「そうなんだ。それは相当つらいことなんだね」と、わかろうとしてくれました。一緒に苦しみに寄り添ってくれました。それによって心は大きく癒されました。

本当のところ、経験者かどうかは、関係ないんです。相手を否定せず、自分の価値観を押し付けず、わからないけれど、わかろうとしてくれる人であれば、その人はあなたを支えてくれます。苦しみをシェアできると、心が軽くなります。病気の話ができる相手はあなたの助けになります。

しかし誰かれにでも心の不調の悩みを話すのはやめましょう。この人は信頼できるかもしれないと期待して話し出したとしても、相手の反応が引いているようであれば、それ以上話をするのはやめましょう。割り切ることが大切です。

うつや心の不調の話にアレルギー反応を示す人、今自分のことで手一杯であなたの話を聞く余裕がない人など、こちらにはわからない事情が相手にもあるからです。

自分の身を守るために、わかってくれる人、わかってくれようとする人を選ぶことが大切です。周囲の人にはなかなかわかってもらえないかもしれませんが、わかってくれる人、わかろうとしてくれる人はかならずいます。

たとえわかってくれる人がいなくても大丈夫です。次の章からご紹介するメソッドと、付属音源のピアノセラピーがあなたの痛みに寄り添い、回復の過程を一緒に歩いてくれます。

第3章

音楽がうつに効く理由

1

音楽を回復の道具に使う音楽療法

音楽はうつや心の病の回復に大いに役立ちます。

音楽療法は、音楽で心と体の状態を向上させる療法です。

音楽療法は１９９０年代頃から日本でも注目を集めはじめました。介護施設や特別支援の必要な子供たち、高齢者のリハビリや作業療法の効果を高めるために、あるいは音楽で入所者のストレスを解放するためといった臨床現場で活用されています。

「もう何もしたくない！」に音楽が効く

そのため理学療法や介護支援としての色合いが強い音楽療法ですが、音楽療法はある特定の現場でのみ行われるものではありません。

私は音楽療法を次のように定義しています。


「音楽を心身の回復やリラックス、ストレスコントロールの道具として使う」


通常、音楽は嗜好品や娯楽として、音楽そのものが消費されます。一方で、音楽療法は、音楽を道具として使い、心身の状態をよくするという別の目的があります。

混み合った電車や渋滞中に自分の好きな音楽を聴くことで、運転のイライラや通勤のストレスから身を守る、音楽を聴いて緊張をほぐすなども立派な音楽療法です。

もう何もしたくない、できない、そんなうつのときに、ベッドで音楽を聴く。

これは立派な音楽療法であり、音楽があなたのうつをやわらげてくれます。

2

音楽のエネルギーは心と感情に作用する

音楽は理屈なしで心にダイレクトに作用します。わざわざ音楽療法と言わなくても、音楽で心が元気になったり、音楽でグッときて涙ぐんでしまった経験をしたことが、あなたにもあるはずです。

音楽のない映画を想像してみてください。悲しみの場面も、緊迫した場面も、だいぶ薄まってしまいます。逆に音楽により、あらゆるシーンがよりドラマチックになり、気持ちを高め、感動が増幅されます。結婚式でも曲選びのセンスがいいと、思わず感極まって泣いてしまったりしますよね。

音楽はエネルギーそのものであり、目には見えませんが、このエネルギー

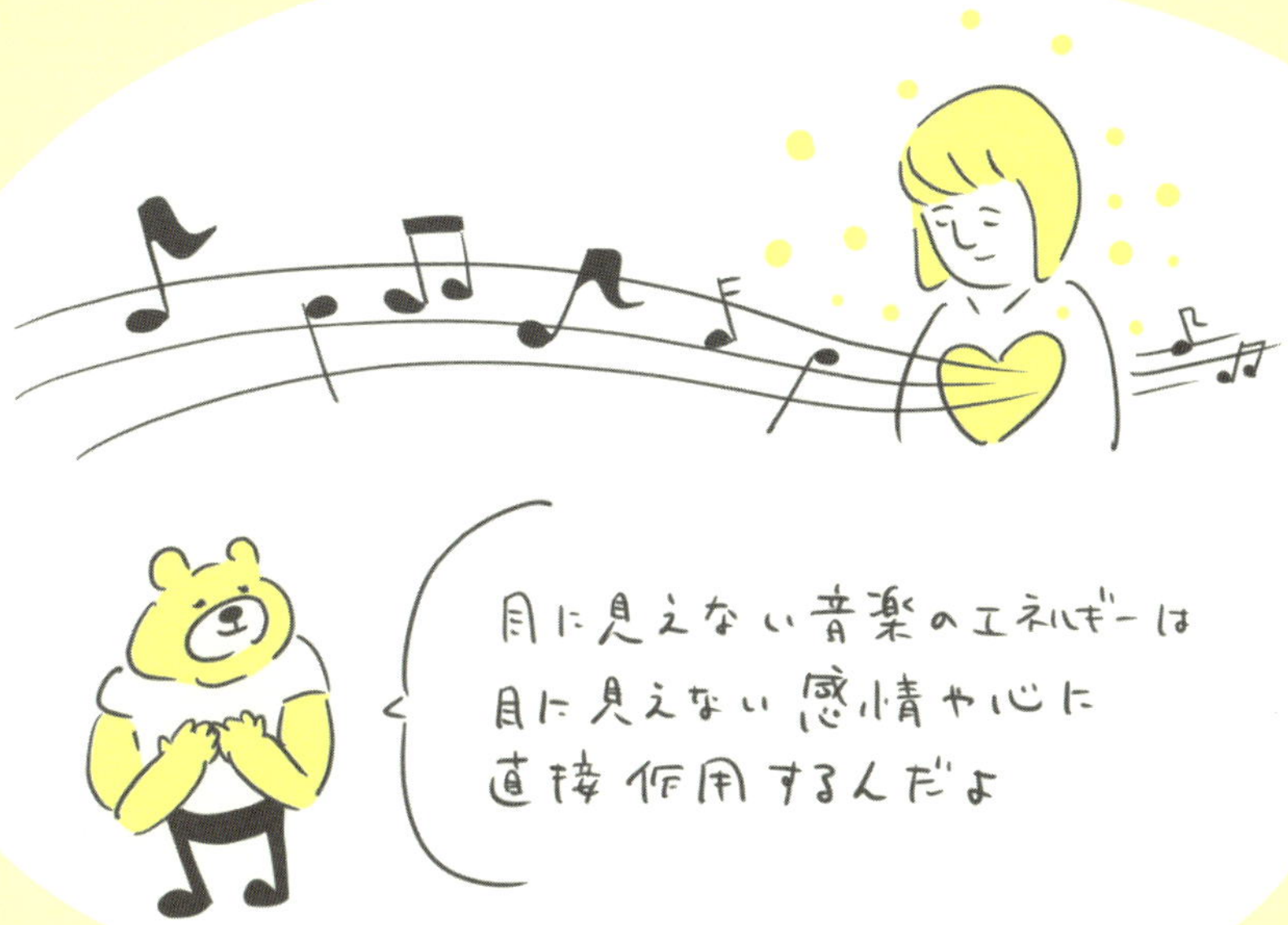
目に見えない音楽のエネルギーは
目に見えない感情や心に
直接作用するんだよ

は私たちの心に直接働きかける力を持っているのです。

実際、音には力があります。高周波を聴くと脳が活性化して元気になる。風力発電の風車から出る低周波により周囲の住民が頭痛など体調不良を訴える。これらも音にエネルギーがあるがゆえの現象で、音は人に影響を及ぼします。

感情も心も目には見えませんが、私たちは確かにそれを感じます。怒りも悲しみも喜びも全てエネルギーです。音楽も感情も目に見えないもの同士、強く反応しあうので、音楽は感情、心のコンディションに作用しやすいのです。

3

目に見えない「音楽」は目に見えない「うつ」と相性がいい

目には見えないけれど確かに存在する音楽は、同じく目には見えない心の不調に優しく浸透して、不安や悲しみ、怒りといった心のマイナスを緩和することができるのです。

その力はみなさんが思っているよりもずっと強力です。

ただ注意点がひとつだけあります。

状態に合う音楽を選ぼう

音楽療法の基本に「同質の原理」という考え方があります。そのときの感情に近い音楽を活用するという法則で、悲しいときには静かで落ち着いた音楽を、怒りなどで興奮しているときにはアップテンポの音楽を聴くのがよいという考え方です。

気持ちが落ち込んでいるときは、ダンスミュージックのような、元気で激しい曲が気持ちを盛り上げてくれそうな気がしますが、これは間違いです。気持ちが音楽についていけず、同調できずにかえって落ち込みが強くなってしまうことがあるからです。

うつのときに、元気でポジティブな友人に会って、やたらと元気よく接してこられても、こちらは委縮してしまいますよね。こちらの沈んだ状態に静かに寄り添ってもらえてはじめて「つらいんだ」と心を開いて痛みを分かち合えます。

同様に、音楽があなたの心に寄り添ってくれると、その感情は消化されはじめ、エネルギーが回復します。

誰かに話を聞いてもらうだけで気持ちが楽になるのと同じで、あなたに寄り添ってくれる音楽は、それだけであなたのうつや心の不調をやわらげてくれます。

4

本書付属ピアノセラピーで うつをやわらげよう

「じゃあ何を聴けばいいの？」

はい、そのためにご用意したのが本書付属のＣＤ音源です。

付属音源には、私が本書のために作曲・演奏したピアノ曲がテーマごとに収録されています（10ページ参照）。音楽療法的な見地を取り入れ、心の回復のためのエネルギーを込めて演奏した音源です。

ただひたすら聞き流すだけでＯＫ

難しいことは抜きで、ただ、全ての曲を通して聴くことからはじめてみてください。聴く順番に決まりはありませんし、同じ曲をリピートで聴いてもＯＫです。まずは聴くだけ。何もしないでかまいません。１日に何時間聴くといった決まりもありません。心地のよい音量で聴いてください。

「もう何もしたくない」「つらくて何も耳に入れたくない」というときにこそ、聴いてみてほしいんです。絶不調のときにでも、横になりながら聴くだけでよいのです。

それでも充分、音楽のエネルギーを活用することができます。

精神的余裕のある人は、音楽が滞っている感情に作用して、感情のお通じをスムーズにして押し流してくれるようなイメージを持って聴いてみると、よりよいでしょう。

外出するときは、音源をスマホやポータブル音楽プレイヤーに入れて、持ち歩くのもおすすめです。不安、イライラから、外出先であなたを守ってくれる特効薬となります。

5

ピアノセラピーワーク① エネルギーをチャージする

私は西洋医療だけではなく、東洋医療、代替療法も学んできました。さまざま存在するアプローチのうち、「気（エネルギー）」に関するメソッドは世界中にあることに気づきます。心身の状態を指して「元気」「病気」と言うように、「気」の流れが滞ることが心の病にも関係してきます。

本書ではピアノセラピー音源を用いた、自分ですぐにできる「気（エネルギー）」のワークを、代替療法のひとつとしてご紹介します。

自分の手を使ったエネルギーワーク

本書付属のピアノセラピー音源を聴きながら、胸のあたりかお腹のあたりに手を当てます。

最初のワークは、たったこれだけです。

手を当てていると胸やお腹がじんわり温かくなってくるので、その温かさも味わいます。特に時間に決まりはありません。30秒でも3分でもいいので、横になるか、ゆったり座った状態で、楽な姿勢でお腹か胸に両手を当てます。

手はぐっと押し付けずに、リラックスしてください。手は両手を重ねても、片手だけでもよいです。胸とお腹の両方に手を置いてもよいです。特に決まりはありません。

自分にとってラクであることが目安です。

自然と呼吸が深くなりますが、意識的に深呼吸するのもよいですね。

そのまま寝てしまってもかまいません。

ピアノセラピーを聴きながら、自分の胸やお腹に優しく手を当ててあげることで、エネルギーの流れがよくなります。その結果、感情が消化されはじめ、枯れてしまった心のコップにエネルギーが少しずつチャージされます。

これは、心をほぐし、体の気の流れを整える東洋的なエネルギーワークのひとつなのですが、（特別に学びたい場合を除き）あえてセミナーなどで訓練を積む必要はありません。ピアノセラピーを使えば今すぐに誰にでもできます。一部の人にしかできない技術ではありません。

ピアノセラピーを聴きながら自分に手を当てて、外に向けてきたエネルギーの矢印を、自分自身に向けなおしてあげるイメージをしてみてください。

自分を大切にすることを、自分に優しく触れてあげるという具体的なアクションを通して自分の心に伝えてあげましょう。

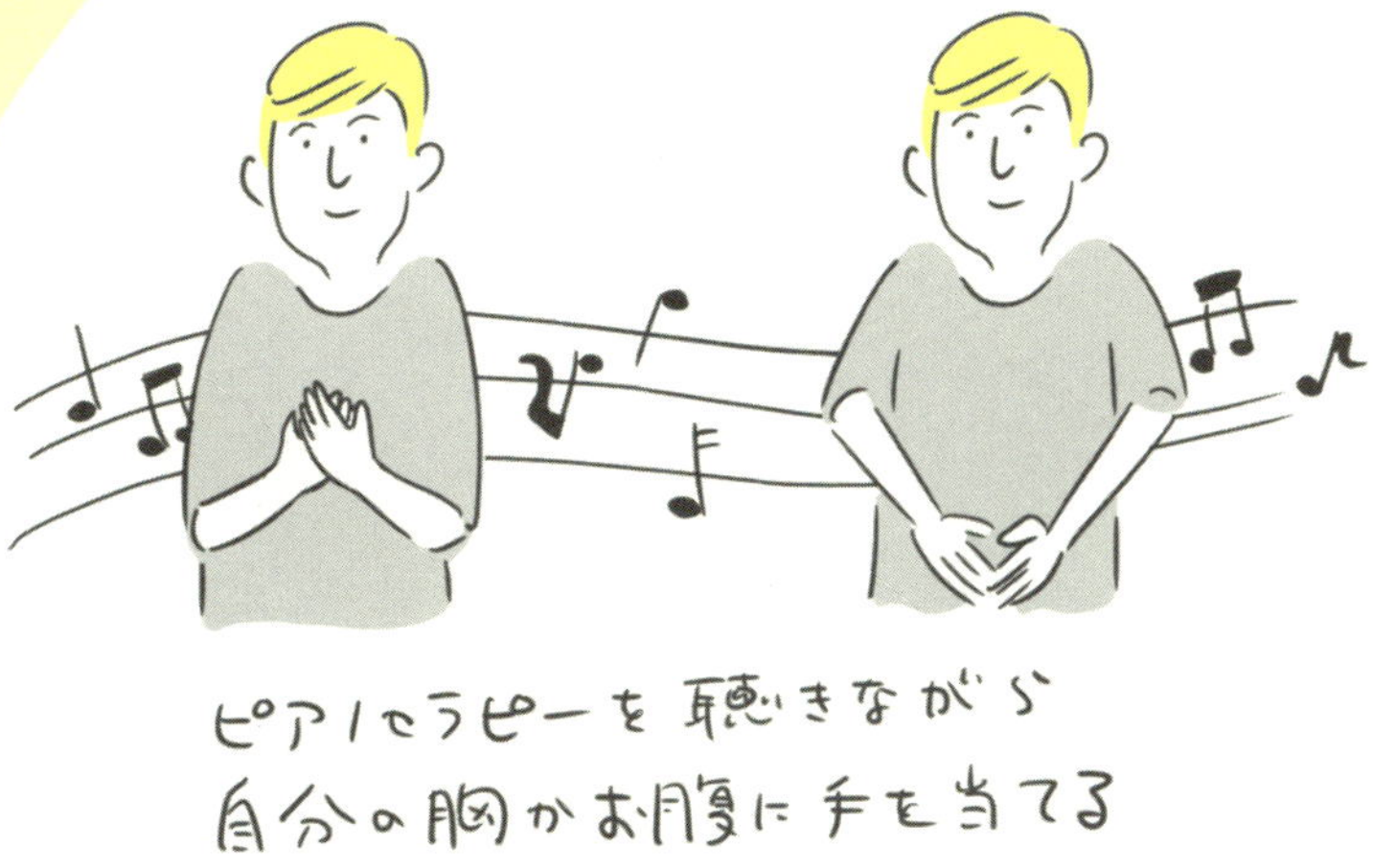
ピアノセラピーを聴きながら
自分の胸かお腹に手を当てる

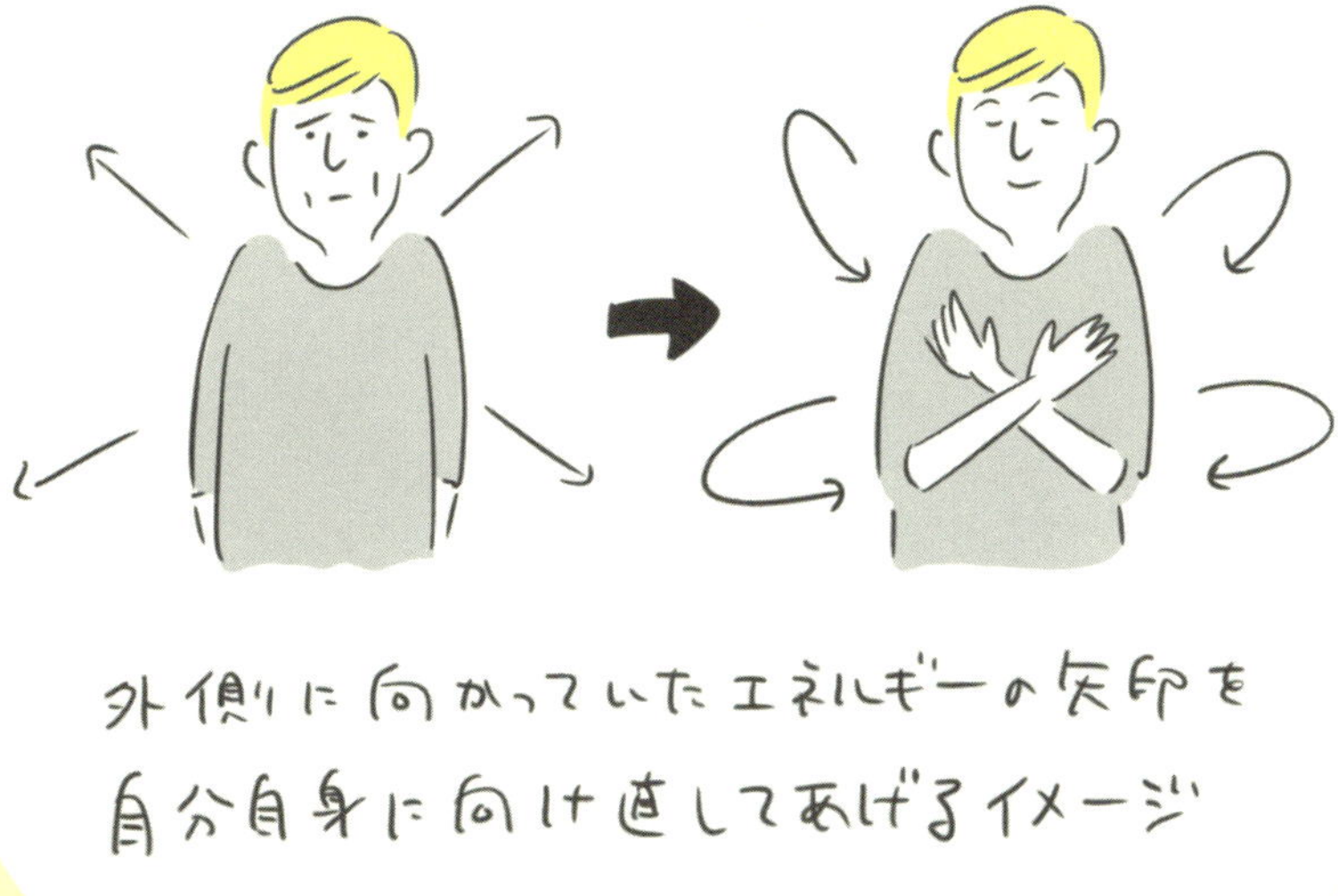
外側に向かっていたエネルギーの矢印を
自分自身に向け直してあげるイメージ

6 ピアノセラピーワーク②
自分をいたわる

ピアノセラピーを聴きながら、自分をいたわることも心の回復にとても有効です。無理をして頑張ってきた自分に「つらかったよね。ここまで頑張ってくれてありがとう。偉かったね」と感謝の気持ちを伝えてください。

ピアノセラピーを聴きながら、自分の胸やお腹、頭を、ゆっくり優しく撫でてあげてください。「もう無理しなくていいんだよ。よくやってきたね」と大切な人を慰め、そっとあやすように、あなたの体を優しくさすってあげてください。

大切な人があなたをやさしく撫でてくれたら心が安らぐでしょう？　それを自分で自分にしてあげると、自分を大切にする、自分を優先することが少しずつできるよう

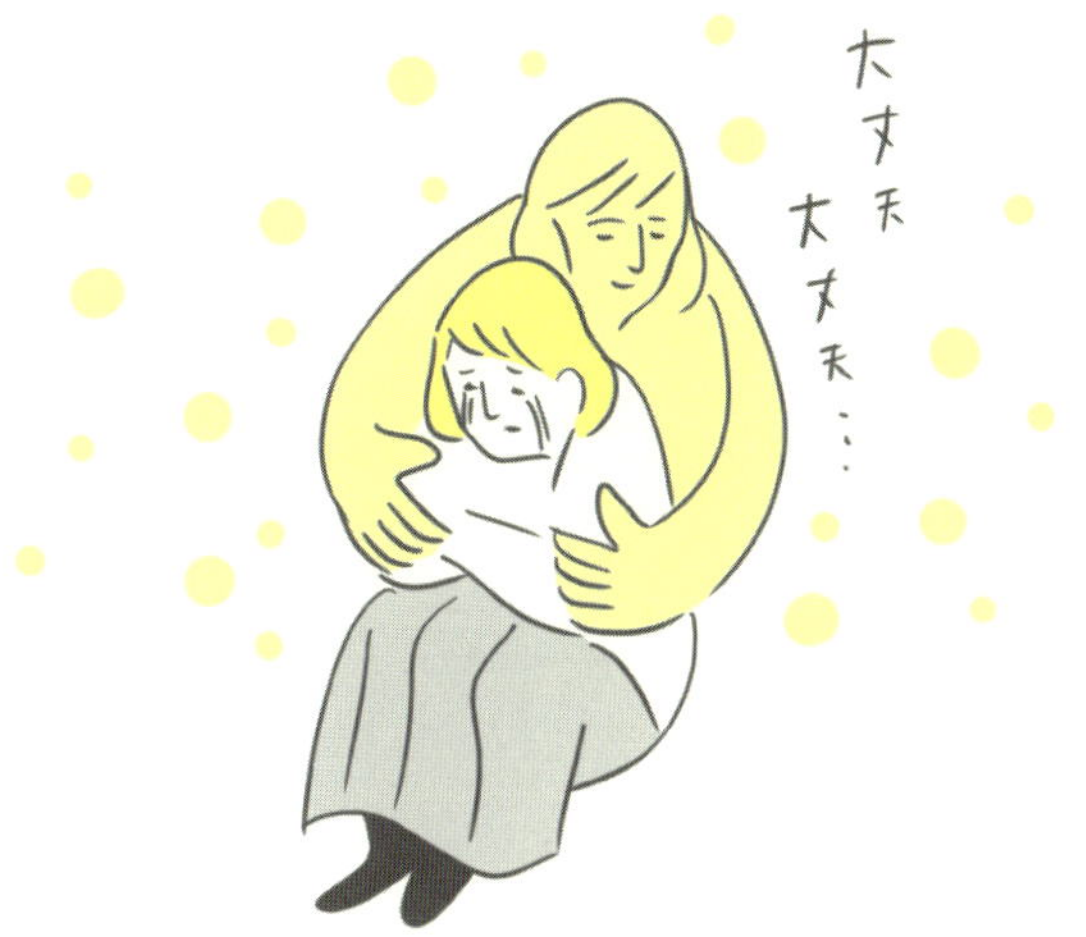

になり、自己肯定感が上がります。

つらい過去を思い出したときは、そのときもがいている自分、幼い頃から無理してきた自分、本当は苦しかったのに我慢していい子だった小さな自分に、今の大人の自分が隣で寄り添ってあげるイメージをしながら「何があっても私はあなたの一番の味方だから。大丈夫だよ」と当時のあなたに伝えてあげてください。

ピアノセラピーを聴きながら、自分をハグするイメージで、自分の体に触れながら、当時の苦しい自分を優しくいたわってあげるのです。

7 ピアノセラピーワーク③ 自分の感情を認めて成仏させる

うつから抜け出すために大切なことのひとつは、感情をしっかり感じることです（第4章で詳しく説明します）。ここではピアノセラピーを使って、溜め込んだ感情を少しずつ消化して、できれば成仏させる方法をご紹介します。

感情の居場所を探る

つらい感情で苦しいときは、ピアノセラピーの音源を聴きながら「この不安は体のどこにあるのだろう？」と体を感じてみてください。イライラするときは「この怒りは体のどの辺にあるのか？」と、悲しいことを思いだしたら「この悲しみは私の体のどのあたりにいまだに残っているのかしら？」と体に意識を向けます。

今現在の出来事でも、過去のことでも、今湧き上がってくる感情、不快な気持ちが、体のどのあたりにあるのか自分の体に聞いてみましょう。大抵は胸やお腹のあたりですが、ときに頭だったり、首の周囲を覆っていたりと、不思議とこのあたりだな、と体のどこかに閉じ込められているのをなんとなく感じるはずです。

ぼんやりでもいいので、このあたりだな、という見当をつけて、その場所に優しく手を置いてください。片手でもよいです。寝たり座ったり、楽な姿勢で、その心の痛みが吹き溜まっているように感じる場所に手を当てます。

その感情に寄り添うようなイメージです。

感情を否定せずに「感じる」ワーク

手を当てながら、その場所で湧いてくる感情を否定しないで感じてください。怒り、悲しみ、不安感を、そのまま「悲しい」「むかつく」と感じてください。もう何もしたくないと思うのなら、「そうか、もう何もしたくないんだね、そうだよね」とそのまんま、感じて受け入れてあげるのです。

声に出すとより受け入れてあげる実感が湧きます。ささやくような、かすれ声でもいいので「ずっと苦しかったね、今不安でつらいね、寝てばかりで焦っているよね、苦しいよね」「怒って当たり前だよ、いいんだよそれで」と、手を当てながら、その箇所に語りかけてあげてください。

ピアノセラピーを聴きながら、そこにいる感情に寄り添い、優しく撫でて、つらい感情をひとりにしないで一緒に過ごしてあげるイメージです。

そのうち感情の居場所が変わるかもしれません。胸からお腹に移動するかもしれません。そんな気がしたら、今度はお腹に手を置いて、湧いてくる感情を感じてあげてください。数分もしないうちに心が少しずつ楽になっていることに気づくはずです。

このワークをやる前のつらい状態を10段階中どのレベルか感じて、ワークの後にそのレベルがどのくらい変化したかを数字で比べると変化がよりはっきりします（例：ワーク前の怒り9→ワーク後3）。

何分やらなければいけない、という決まりはありません。曲が終わるまででもいい

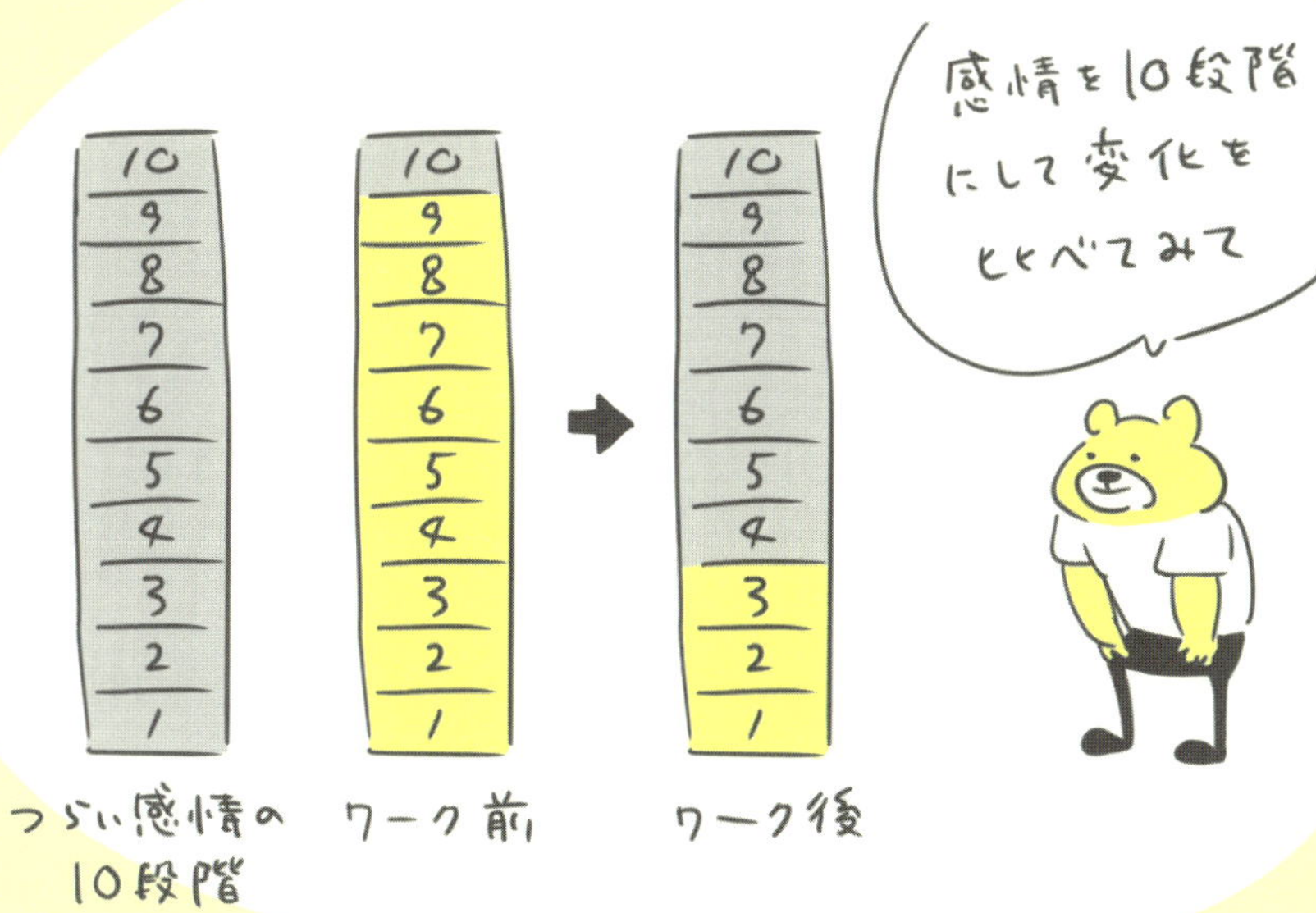

ですし、1分だけ、あるいは1曲分だけやって今日は終わり、あとは聴くだけでもいいです。

難しく考えず、ピアノセラピーを聴きながら手を当てて、湧いてくる感情に寄り添ってあげてください。「頭にくるね」「つらかったよね」「本当は悲しかったよね」と自分の感情を認め、感じて受け入れてください。一切のジャッジなしに、あなたがあなたの最大の味方になって、優しく自分に触れてあげてください。

音楽の力を使って感情を消化していくことで、うつが抜けていきます。

第4章

心理アプローチで うつを撃退する

1
心理学がなんでも効くわけではない

うつの回復に心理学のメソッドが役立つのは言わずもがなで、カウンセリング中によく行われる「認知行動療法」も心理学のメソッドのひとつです。うつによって歪んでしまった認知（考え方）を少しずつ修正して、新しい考え方を身につける方法論です。

心理療法はマイナス状態には効かない！

ところが、この認知療法（あるいは他の心理療法）を行うには、うつからある程度回復していることが大切です。ズンと重いマイナス状態にいて、起きるのもやっとの人

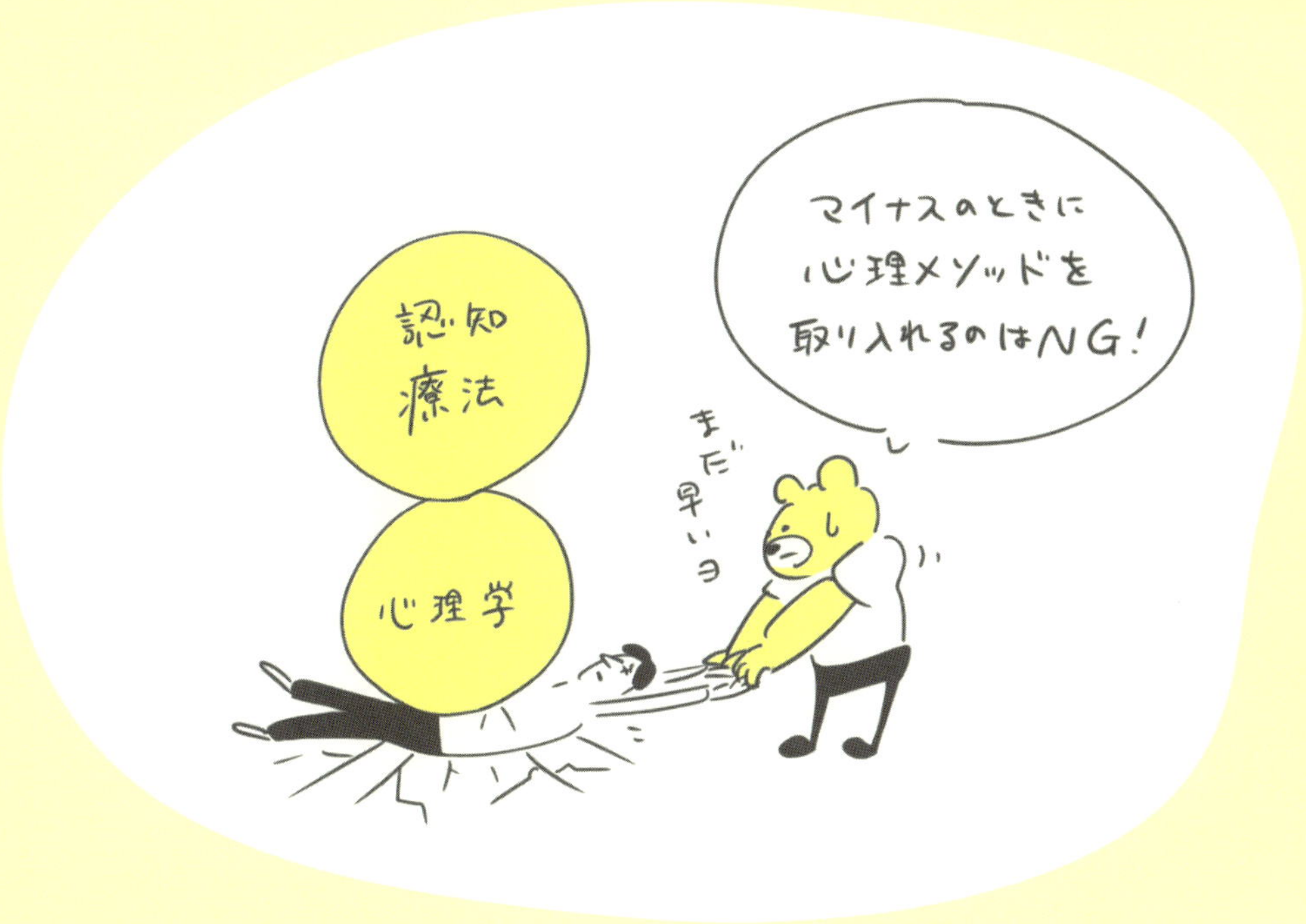
マイナスのときに
心理メソッドを
取り入れるのはNG！
認知
療法
心理学
まだ
早いヨ

は、心理面に取り組むのは早すぎます。

心理メソッドに取り組むにはある程度のエネルギーが戻らないと効果も出ません。

身についた心のクセ（考え方のクセ）や傷を治すには、自分と向き合えるくらいにまでエネルギーが回復していることが大切です。

それを知らずにうつのつらいときに認知行動療法や心理療法をやろうとしても無理が出てきます。「自分を変えることができない」と自分を責めてしまいがちです。

回復の過程に応じて心のアプローチを取り入れましょう。

2

アドラー心理学は うつの人にはきつい

2014年頃からブームになったアドラー心理学も、うつの人にはおすすめできません。私もアドラー心理学はブームの前からずっと好きな心理学のジャンルのひとつで、よく勉強していたのですが、アドラー心理学は、元気な人が取り組むことでより効果を発揮します。マイナスを抜けた人たちです。どちらかというと自分を鼓舞するための自己啓発に近い心理学なのです。

一歩間違えると自責の念が強くなって、余計に自分を責めてしまいます（実際アドラー心理学を読んで苦しくなってしまった方は少なくありません）。

アドラー心理学はかなり自分に厳しい心理学なので、それに持ちこたえる

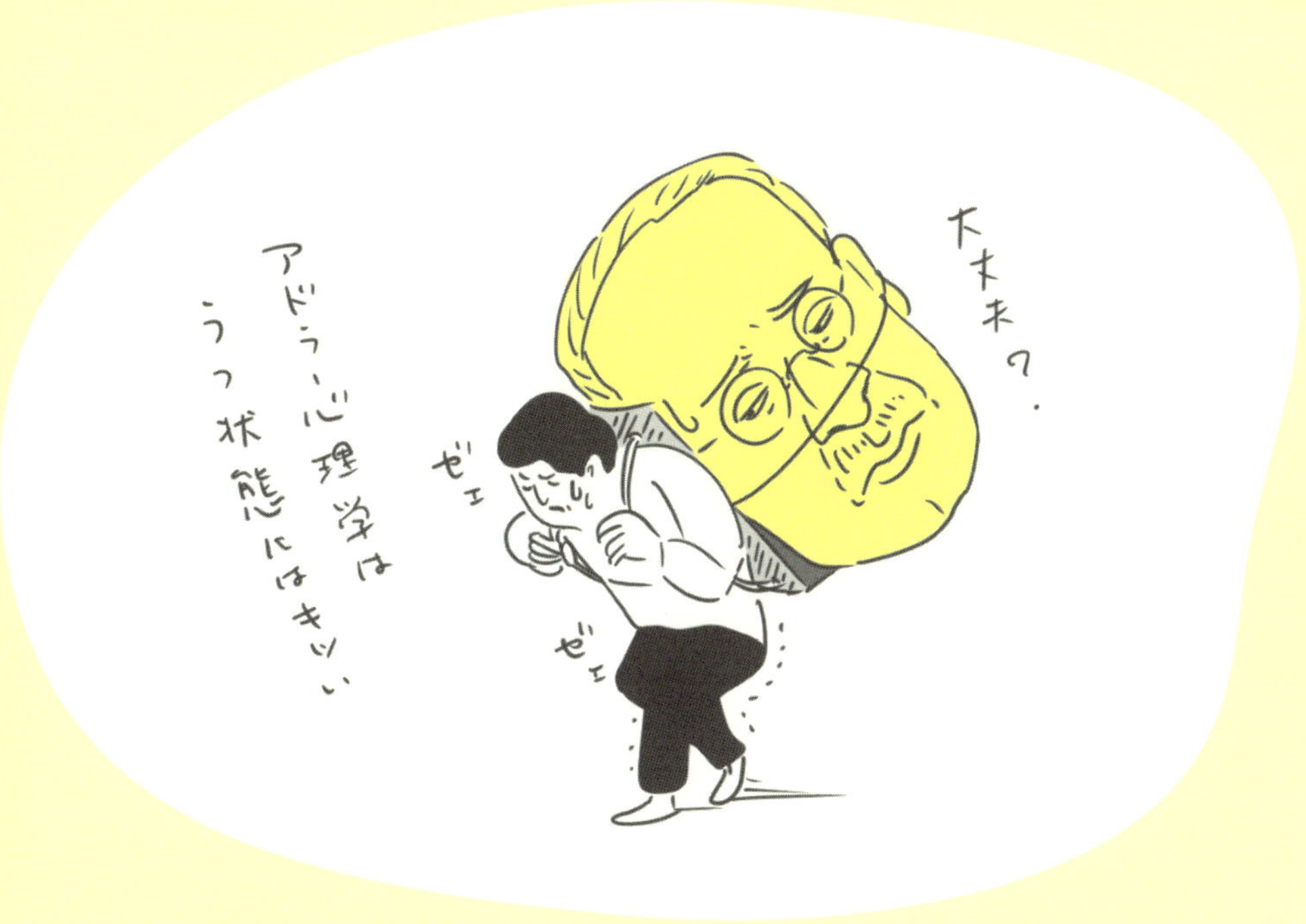
大丈夫？
アドラー心理学は
うつ状態にはキツい
ゼェ
ゼェ

くらいエネルギーが回復している必要があります。

アドラーは「今の自分が不幸なのは、過去に原因があるのではない」といいます。「過去に原因があるから、前に進めないのではなく、前に進まないために過去について悩むのだ」という捉え方をします。この意見には私も半分賛成します。実際、過去にしがみつき、他人のせいにしつづけることで症状を悪化させている人もいるからです（それが本人にとって得なので、無意識に回復を選ばないという状態です）。

一方では、過去の感情をよく噛んで消化して（感じ切って）回復する人もいます。

3 森田療法は「ガマン療法」になってしまうことがある

大正時代に活躍した精神医学者・森田正馬《まさたけ》によって確立された精神療法「森田療法」によって、うつが楽になる方もいらっしゃいます。フロイトやユングから派生した精神分析療法をメインとする、心の苦しみを取り除こうとする西洋的な心理学（認知行動療法もこれに含まれます）とは違い、森田療法は東洋的で日本人らしい哲学的なアプローチです。苦しみの原因を取り除こうとするのではなく、受け入れることに重点を置きます。

◎「できること（自分の努力で変えられること）」をおろそかにせず、「できないこと（自分ではどうにもできないこと)」は放っておく。
◎不安を感じるのは自然なことであり、その自然な流れをどうにかしようともがくから、悩みが深くなり、症状も現れてくる。
◎不安を感じるのは当然のことであり、不安は不安のままに、今、目の前のことをすればよい。それで充分生きていける。そうすれば、おのずと解決策が見えてくる。

このように苦しみや不安を特別視せずに共生を目指します。この発想によって生きるのが楽になる人もいます。私も森田療法には助けられました。

しかし、森田療法もアドラー心理学と同様に、エネルギーがある程度残っている人には効果がありますが、エネルギーが枯れ果てた人には、ガマン療法になりかねません。森田療法はある程度回復した人、もしくはうつがひどくなる前に取り組むことが大切だと思います。

4

過去、生育歴、家族は うつと関係があるのか

拙著『大丈夫、あなたの心は必ず回復する』（KADOKAWA）では、森田療法的な発想をメインに、過去にアプローチせずに、不安とともに歩きながら心を回復する方法を書きました。

アドラーも森田も、「過去が原因ではない」「過去は清算しなくていい」と明記しています。実際に、つらい過去に縛られず、むしろそれをバネにして今を明るく生きている人もたくさんいます。**しかしこれも数あるうちのひとつの心理アプローチであり、誰にでも効く万能薬ではありません。**

完璧な心理療法は存在しない

実際、過去を蒸し返して悪化させてしまう事例が（カウンセラーの力不足も原因なのですが）、心理学者で記憶研究の専門家エリザベス・ロフタスによって提示されています。

これは「精神疾患の原因は何もかもＰＴＳＤ（心的外傷後ストレス障害）」という説の反動でもあるのですが、過去のトラウマ記憶にアプローチする治療を受けることで、治療前よりも悪化してしまった患者の例をロフタスは明示しました。

私も大学院でＰＴＳＤを深く学んだがゆえの反動もあり、またクライエントの回復過程からも、過去を分析する心理メソッドには一時疑問を感じ、過去にアクセスしないメソッドをメインにしてきました。

しかし、過去にアクセスすることが回復につながる人もたくさんいることを今は実感しています。アダルトチルドレンや毒親の問題を避けては通れない人がおり、それがうつやパニックのひとつの要因になっている場合もあるのです。

過去にアプローチするのも、あるひとつの心理メソッドであり、過去を癒すことがうつ回復の全てではありません。過去を見ない逆のメソッドの森田療法が効く人もいます。しかも回復過程によって、そのときに合う心のアプローチ方法は変化していきます。

とにかく「この心理療法だけで治る！」という話は信用しないことです。難しく考えることはなく、「この心理学が全てだ」と断定しないことです。そのゆるさが、何よりもあなたを助け、あなたに合う心理療法を見つけやすくなるキーになります。音楽療法や栄養療法も心理面の回復に大いに役立ちます。

なお、過去の傷の問題は自分で解決するのが難しい場合も多々あり、いたずらに過去を突つくのではなく、どう扱うかが重要です。同じ経験を持つ人たちの集まり（自助グループ）やカウンセラーの助けが必要な場合もありますが、今日から自分でできる心のアプローチは、今の自分の感情を否定せずに感じる練習です。

第3章でご紹介した付属音源ピアノセラピーと、それを使ったワークがその助けになります。

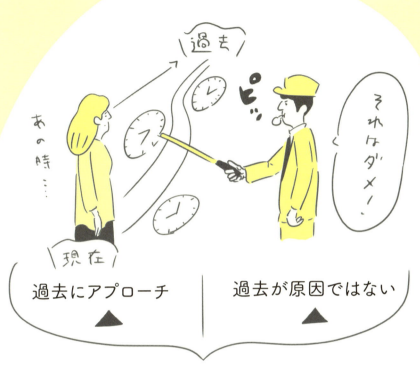

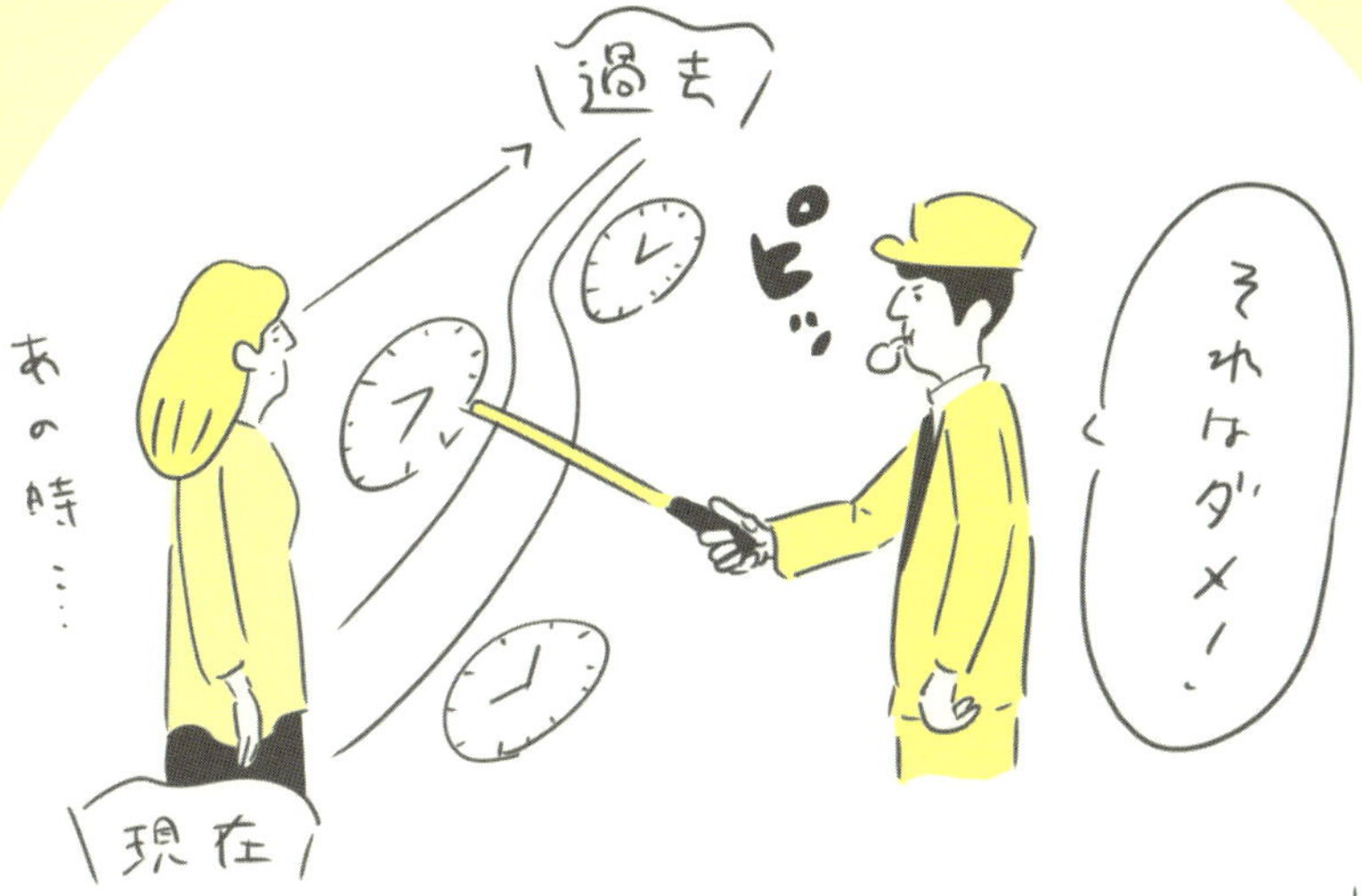
過去
ピッ
それはダメ！
あの時……
現在

過去にアプローチ ▲ ｜ 過去が原因ではない ▲

「この心理メソッドが絶対！」と断定しない

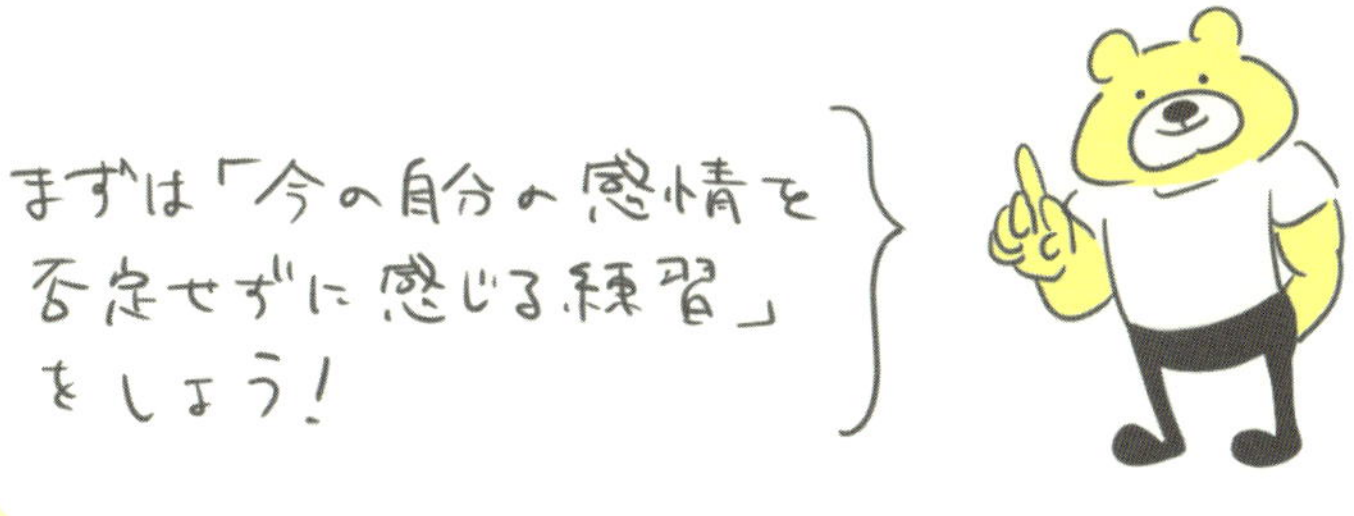
まずは「今の自分の感情を
否定せずに感じる練習」
をしよう！

5

「ジコチュー」ではなく「自分優先」になることが大事

うつの回復に大切なのは、自分優先に切り替えることです。不調だった頃に海外の友人から「ショウタは他人を優先しすぎる。いつだって『I come first』なんだよ！」と何度も言われました。ほら、「I come first」って言ってごらん、と。自分が先にくる、自分自身を誰よりも何よりも優先しなくちゃいけないんだよ、と友人は繰り返し教えてくれました。

日本人に根強い「他者優先」があなたを苦しめる

日本では、相手を尊重して優先すること、周囲に迷惑をかけないことが、何よりも大切とされがちです。相手を思いやり譲り合い、期待に応えることが素晴らしい……。これは日本の文化でもあり、日本人の美しさでもあると私は思います。

その一方で、むしろ自分をないがしろにして自己を犠牲にすることが美化される風潮もありますよね。これが行き過ぎると心が苦しくなります。この行き過ぎた他人優先の発想が、海外の友人たちにはないんです。ほぼゼロです。

日本人どっぷりの私から見ると、「ええ！　そんなのわがままだよ！」と最初は思うこともありましたが、彼らは自分の身を守り、自分に優しくするのが第一優先で、自分の身を削ってまで他人にエネルギーを使おうとはしません。

相手を押しのけて自分が利得を得る「ジコチュー」ではなく「余ったエネルギーを他人に使うのはOKだけれど、自分を満たすのが当然何よりも先でしょ。自分が満たされてないのに誰かを助けられるわけないじゃん」と基準が明確なのです。

他者優先の人は、自分を優先するとものすごく罪悪感を覚えます。

これを少しずつ変えていきましょう。

まずは自分のコップを満たしてから

あなたの心にエネルギーを溜めるコップがあるとします。自分のコップを先に満たしてから、溢れてきた分を他人に使う。

そうしないと自分が枯れてしまう。

それを海外の友人たちはわかっているのです。

日本では、自分のコップを満たすことを優先すると、それをわがまま、自己中心的、非常識、大人気ない、自分勝手と非難されることがありますが、自分優先にして何が悪いのでしょうか。あなたの面倒をみてくれるのは、あなた自身なのです。その大切な人を優先して何がダメなのでしょう。しかし私は日本を出て海外の友人たちの態度を見るまで、そんなことはしてはいけないと信じていました。

自分のコップを減らさないこと、自分のコップを満たすことを第一優先とし、自分優先でいることを責めてしまう癖を意識して減らしていく。

この練習があなたのうつ、心の不調を軽くしてくれます。

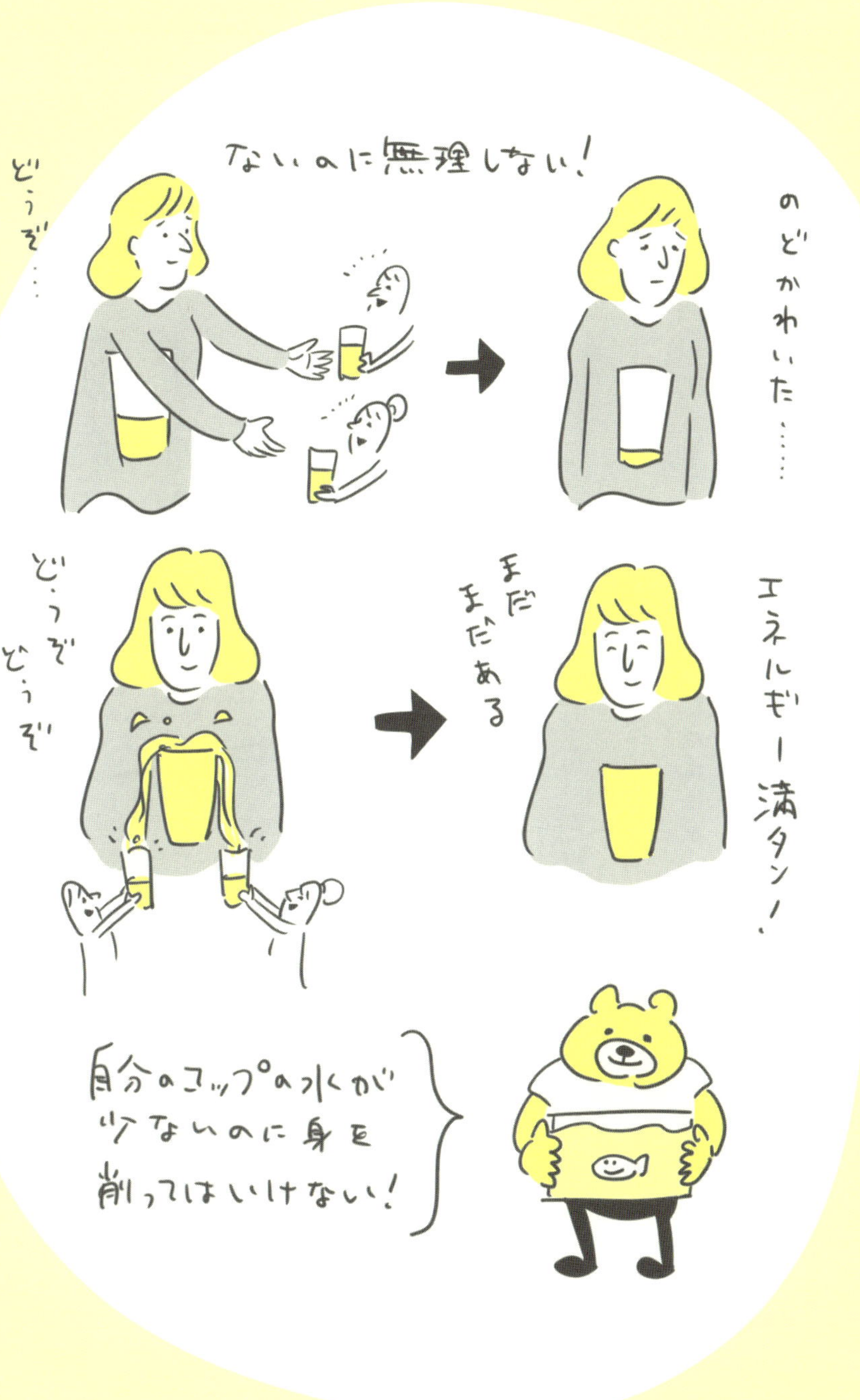
ないのに無理しない!
どうぞ……
のどかわいた……
どうぞどうぞ
まだまだある
エネルギー満タン!
自分のコップの水が少ないのに身を削ってはいけない!

6

酸素マスクはまず自分がつける！

飛行機に乗ると、機内の安全についての映像が流れます。そこでかならず流れるのは、非常時の酸素マスクは、子供ではなく保護者が先につけるシーンです。

煙がモクモクと機内に立ちこめてきたら、あなたは自分よりも幼い子供にまずは酸素マスクをつけようとしてしまうでしょう。でもそれだと、子供に酸素マスクをつけ終える前に、あなたが煙で意識を失ってしまうかもしれません。

あなたが意識を失ったら、まだマスクをつけ終えていない子供も倒れてしまいます。あなたの安全を確保してからでないと、誰も助けられないのです。

うつから脱するには、他人を優先することを、一度全部捨てなければなりません。

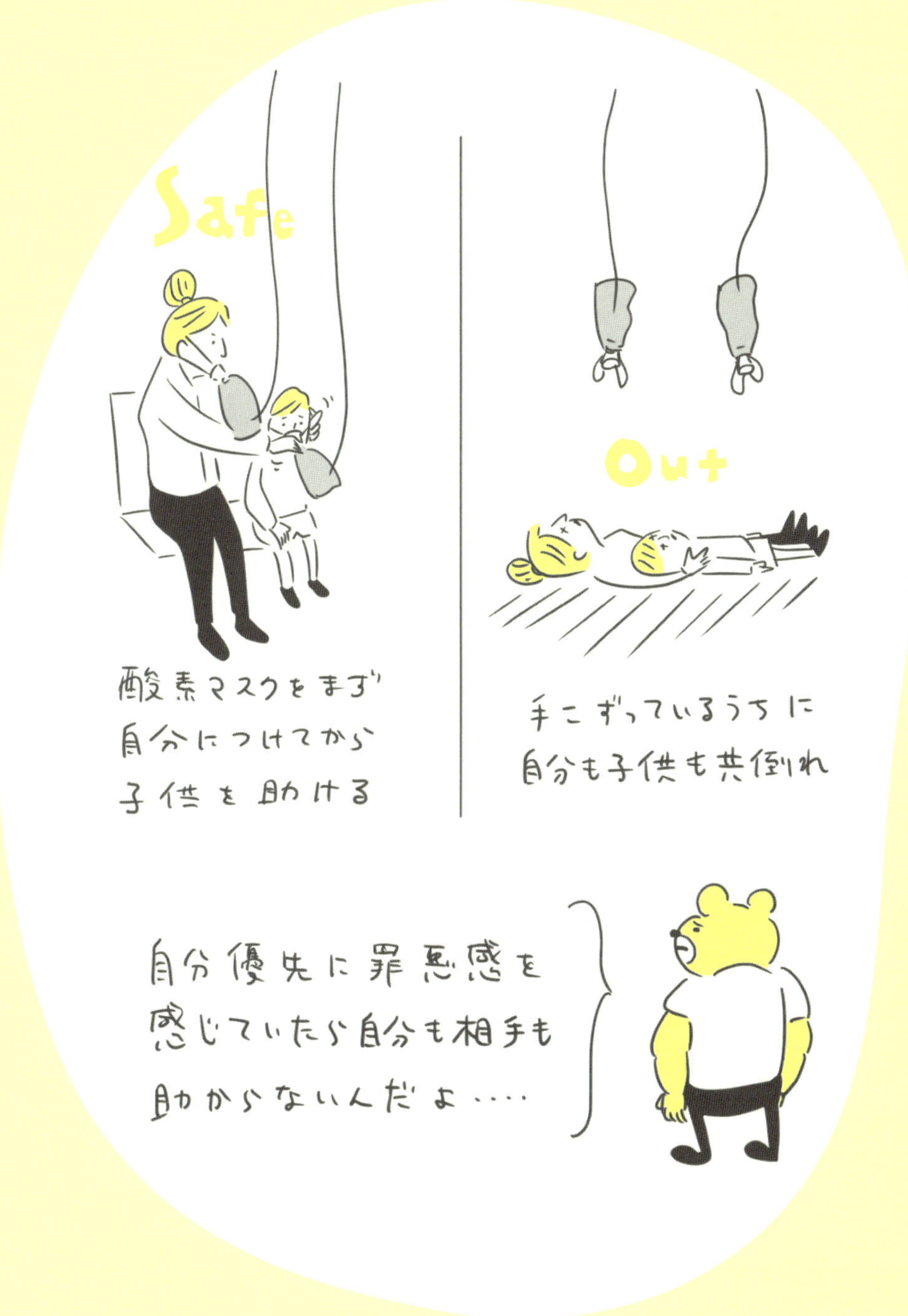
Safe
酸素マスクをまず
自分につけてから
子供を助ける
Out
手こずっているうちに
自分も子供も共倒れ
自分優先に罪悪感を
感じていたら自分も相手も
助からないんだよ…．

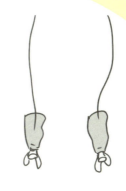

7

「自分原因説」はもうやめて！

スピリチュアルや自己啓発の本を読んでいると、自分原因説がよく出てきます。いいことも悪いことも、あなたが引き寄せている。だから全てはあなたに原因がある。全てはあなた次第という話です。引き寄せの法則もある意味これにあたります。引き寄せの法則は私もたくさん勉強しました。効果は否定しません。ただし今、心が不調な人は、引き寄せの法則も、スピリチュアルもお休みしましょう。

自分原因説は、すっかり元気な人が取り入れるのならよいのですが、認知の歪んだうつ状態だと、ただ自分を責めるメソッドになってしまいます。

自分を責めることをやめるとうつは消える

私は福島県出身ですが、2011年の震災の後、学んできた引き寄せの法則で色々と考えるうちに頭がぐちゃぐちゃになり、具合が悪くなってしまいました。

「うつになったのも、災害にあったのも、全部自分が原因」

そんな話を真に受けたら、うつから回復なんてできません。

あなたは悪くない。あなたが原因ではない。それを声を大にして伝えたいです。

うつの人が真っ先にやめなければならないのは、自分を責めることです。

自分を責めることがなくなるとうつは逃げていきます。

スピリチュアルは目に見えない話なので、認知が歪んでいると、恐怖や不安でおかしな方向に向かい、自分を余計に苦しませる可能性があります。もし取り組むのなら、元気になって前向きな考え方ができるようになったあたりからにしましょう。

8

感情にフタをすることが「オトナ」とされる日本

他人に迷惑をかけず、調和を第一に、みんな仲よくと教育されてきた私たちにとって「自分優先＝I come first」の次に難しいのが、「感情にフタをしないこと」です。

うつの人は、感情にフタをするのがとても上手です。生き延びるために、感情にフタをするしか方法がなかった人なのです。

そのフタを外していくことがうつ回復につながります。

相手や社会を優先させるのがオトナって、ほんと？

感情を表立って表さないこと、それを「オトナ」とされるのが日本です。怒ったら負け、泣くなんてズルくて情けない、感情的になると「大人気ない」と一蹴されます。感情をぐっと飲み込んで、ニコニコしているのが理性的でよいとされる風潮がありますよね。

でもこれは、自分ではなく、相手や社会を優先させることです。

「そうは言っても、感情をあらわにしていたら、この社会では生きていけない」

それもわかります。しかし、大声で怒鳴ったり、ついに泣き出したりするのは、感情を溜めて溜めて我慢してきたからで、その圧力で起こります。

大切なのはフタをした感情をドカンと爆発させる前に、その場その場で怒りや悲しみを言葉にしたり感じきってあげることなのですが、これは後ほど説明します。

9

自分を責めて、感情にフタをするとエネルギーが消えてしまう

感情にフタをしても、どこかで溜まった怒りや悲しみを爆発させることができるのならまだマシ。エネルギーが今も残っている証拠です。

うつがひどくなると、もはや爆発さえできなくなります。

感情にフタをし続けて、爆発させることもできずに我慢し続けていると、そのエネルギーが消失してしまうのです。

行き場を失った感情は、外に出ることを諦め、消えてしまうことを選びます。

感情はエネルギーそのものですから、あなたのエネルギーが消えてしまえば、喜びややる気のエネルギーも消え失せ、無気力になります。これがうつ

の原因になります。このことに気づいていない人が多いのです。

フタをして我慢した感情は、やがて消えてしまいますが、その感情は成仏できずに亡霊となってあなたに取り憑きます。重苦しい悲しさや、言葉にならない絶望感となって、あなたにのしかかります。

絶望的な気持ち、ときに死にたい気持ちは、エネルギーを我慢し、自家中毒を起こした状態で現れることもあります。外に出られない怒りや悲しみのエネルギーが自分に向かい、自分を傷つけよう、消してしまおうとするのです。

思い切って「許し」と「感謝」を手放そう

感情のフタは巧妙にできていて、あなたが自ら喜んでフタをしている場合も少なくありません。特に「いい人」ほど、強力なフタになっている原因があります。

それは「許し」と「感謝」です。

許しと感謝はスピリチュアルや自己啓発の王道で、「許しと感謝が全てを解決する」という話は否定しませんが、これは怒りや悲しみを一通り感じた後にするべきです

（逆に怒りや悲しみの感情が成仏すると、自然と許しと感謝が起こります）。

許しと感謝から無理にスタートすると、せっかく出てこようとしている感情（怒りや悲しみ）を感じることに罪悪感を抱かせて、心にガチガチのフタをしてしまうことになりかねません。私もそのタイプでした。

何でもかんでも、ポジティブな側面を見つけては、感謝する。

「ありがとう」「ごめんなさい」で感情を打ち消す。

一見前向きで素晴らしいことに思えますが、それによって、本当は感じている苛立ちや悲しみにフタをしているのであれば、それが大問題なのです。

親への怒りも同様です。子供は親が大好きなので、なんとしてでも、親のよいところを探して、親への怒りの感情をなかったことにしようとフタをします。

心が健康な人は、親への怒りの感情を感じきって消化した上で、許しや感謝ができています。そこに無理はありません。

ポジティブ、喜びだけを肯定しないでください。全部感じてあげるのです。特につからの回復過程では、怒りの感情を感じることができるかがキーになります。

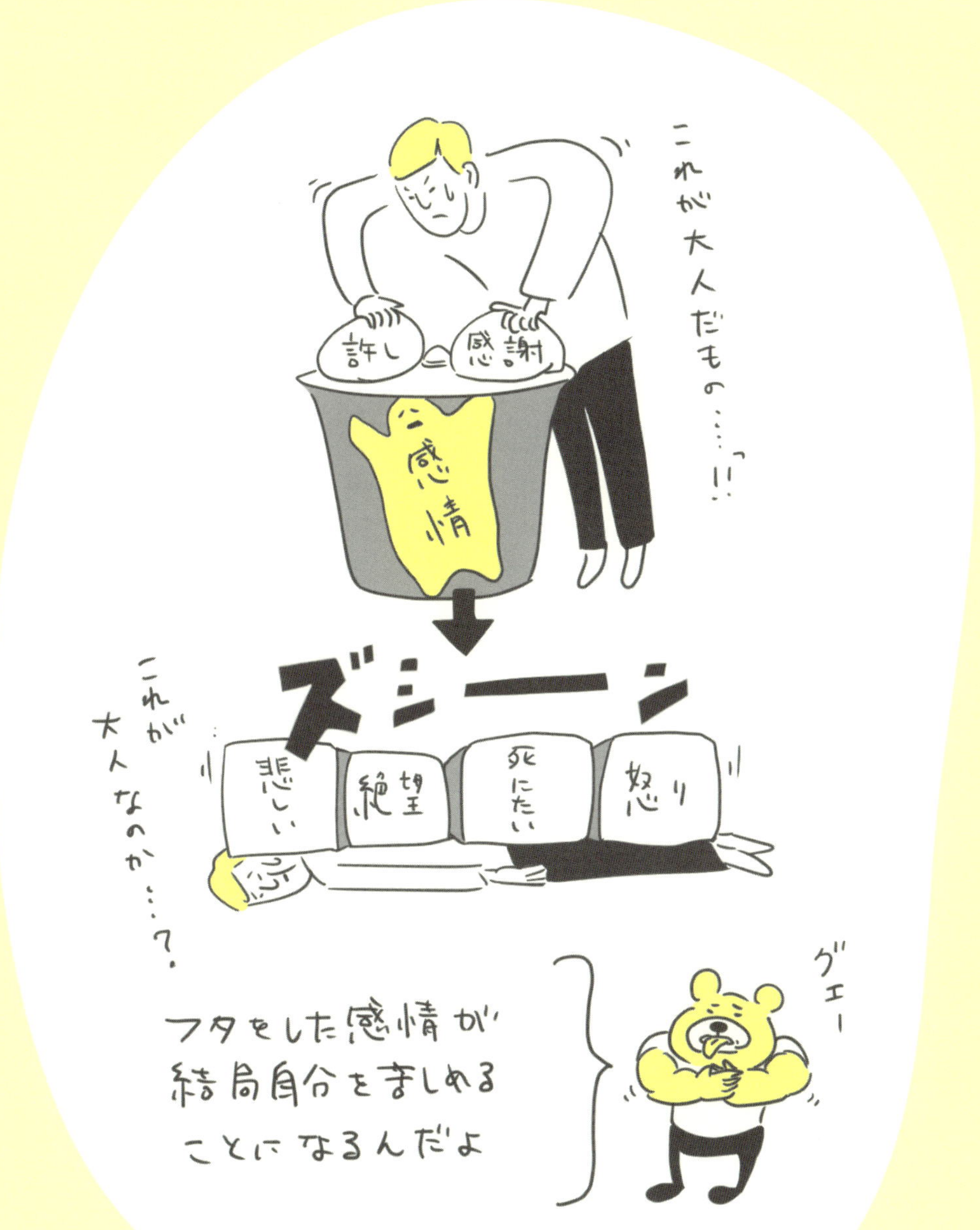
これが大人だもの……!!
許し
感謝
感情
ズシーン
これが大人なのか……?
悲しい
絶望
死にたい
怒り
フタをした感情が
結局自分を苦しめる
ことになるんだよ
グエー

10

「怒り」がうつを吹き飛ばす突破口になる

うつが回復してくると、感情のフタがちょっとずつ動きはじめます。そのとき何が起こるかというと、イライラしやすくなり、怒りっぽくなります。

うつの無気力を抜けると、怒りが湧いてくるのです。イライラし始めると、心が悪化したように感じるのですが、実はこれは回復の過程で起きます。

精神科医の泉谷閑示《かんじ》氏は、それを感情の井戸にたとえて説明しています。左の図のように心の領域に井戸が掘られていて、そこに感情のボールが4つ（ここでは、単純化して喜・怒・哀・楽の4つ）入っているとします。上から怒・哀・喜・楽の順番で感情

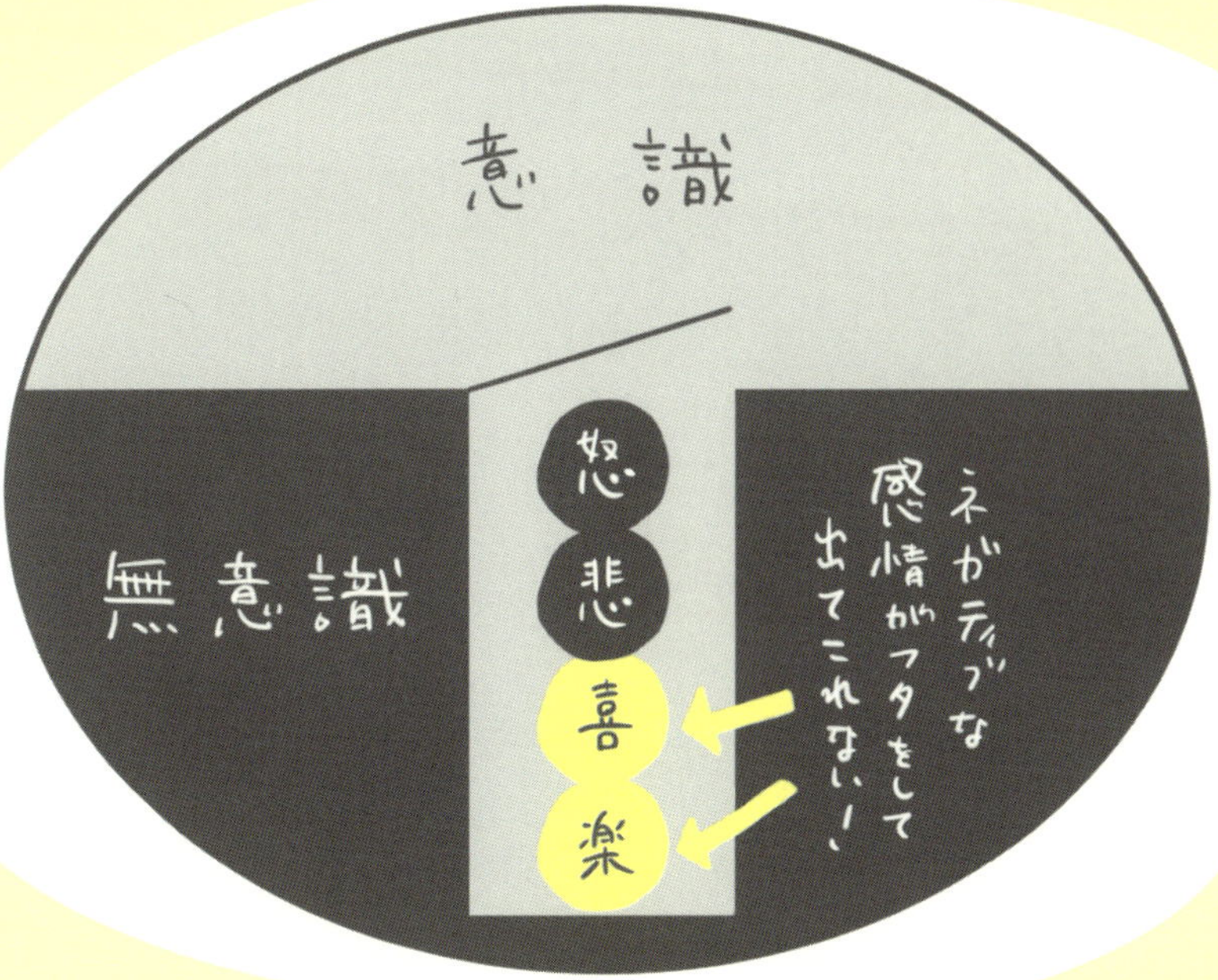

が井戸に閉じ込められています。

四つのボールは順番に入っているので、一番上のボールが出ないと二番目、三番目は出てこられません。ここで上の二つは、よく「ネガティブな感情」と言われるものであることに気づかれるでしょう。一方、下の二つは「ポジティブな感情」と言われるものですが、これらは上二つの「ネガティブな感情」が意識に出てこない限り、出られないようになっているのです。(中略)精神療法やカウンセリングの中でも、クライエントが変化を始めていくときに、怒りが最初に現れてきます。(中略)しかし、たいがいは周囲の人も本人自身も、「イライラしやすくなってしまった」「以前よりも怒りっぽくなった」と言って、これをマイナスの兆候として捉えてしまいます。

（泉谷閑示『「普通がいい」という病』より抜粋）

私もこれを経験しているのでよくわかるのですが、怒りを出さないと、哀しみが出てきません。そしてそのあとに、喜びや、ほっとした楽な気持ちがつかえています。怒りと哀しみを出さないと、その先の喜びの感情も出てきてくれないのです。

うつになると、世界が色を失い、生きる喜びを失います。ふたたび喜びと生きる力を取り戻すには「怒り」を出してあげることから始まります。

よい感情も悪い感情も同じエネルギー

感情は全て同じエネルギーでできています。

「よい感情」と「悪い感情」をジャッジしないでください。

喜びや感謝だけを放出し、怒りと悲しみにはフタをして出さないということはエネルギー的に不可能です。それをしていると、エネルギーそのものが消失してしまいます。

心の不調を抱える人がしなければならないのは、湧いてくる怒りを否定せず、感じてあげることです。

怒りは悪いものではありません。生きるエネルギーなのです。

実際、私も回復の過程で、怒りが止まらない時期があり、悩みましたが、同時にやる気が出ない感じ、自分の周りだけ重力が10倍になったような体の重い感じが少しずつ軽くなっていきました。

怒ってしまう自分に罪悪感が出てきても、自分を責めるのをやめて、「I come first」を思い出して怒りにフタをしないようにしました。

その時期と並行して、生きるエネルギーが少しずつ戻ってきたのです。

11

どんなに怒っても自分を責めてはいけない

怒りを出すために大切なことは「怒ったときに自分を責めない」と決めることです。これまでは怒りを我慢するために、「自分も悪かった」と、自分のことを責めることで折り合いをつけてきたはずです。

「よい子」は実は「自分には悪い子」

よい子で優しい子が危ないのは、その優しさゆえに、感情のフタをするのが人よりもずっと上手だからです。優しさゆえ、他人を責めることができません。よい子は、言い方を変えると「周囲にとって都合のよい子」であり、自分を大切にできない、自分には悪い子なんです。

怒りは自分の境界線（心理学ではバウンダリーといいます）を超えて侵入して自分を傷つけてきた人から身を守るための大切な感情です。怒れない優しい人は、そこにつけこまれてさらに不当な扱いを受けることが多く、さらに怒りを溜め込んでいきます。

「うつの神」は怒らない人が大好き

「貧乏神」のように、「うつの神」がいるとしたら、その神様は他人を責めずに自分を責めて、怒りをぐっと飲み込んで、いつもニコニコしている人に取り憑きます。

うつの神を吹き飛ばすには、怒りを認め、怒りを感じること。怒ることです。

自分が悪いのだ、と思うのをやめて、怒る練習をしましょう。

きっとあなたは怒ることで嫌なやつになって人が離れてしまうことを恐れているかもしれません。しかしどんなに嫌な人になろうとしても、あなたは元がいい人なので、嫌な人にはなりきれません。大丈夫です。

あなたは感情の数直線上でいう、「怒れない人」という端っこにいます。自分でも「怒りすぎかな」くらいで、ちょうど真ん中、中庸になるタイプです。

対象をすり替えて怒るのは絶対ダメ！

怒りの解放のためにしてはいけないことがあります。それは、対象をすり替えて、自分の大切な人に怒りをぶちまけることです。あなたのパートナーやお子さんに、その人たちとは関係ないところで溜めた怒りを爆発させる人がいますが、これは怒りの解放と成仏にならないだけではなく、大切な人との関係まで壊してしまいます。

怒りは相手をすり替えてぶつけることではなく、怒りを感じた相手に伝えるか、自分で怒りを感じきってあげることで消化されます。

では、どうやって怒りを解放したらよいのでしょう。

具体的な方法をみていきましょう。

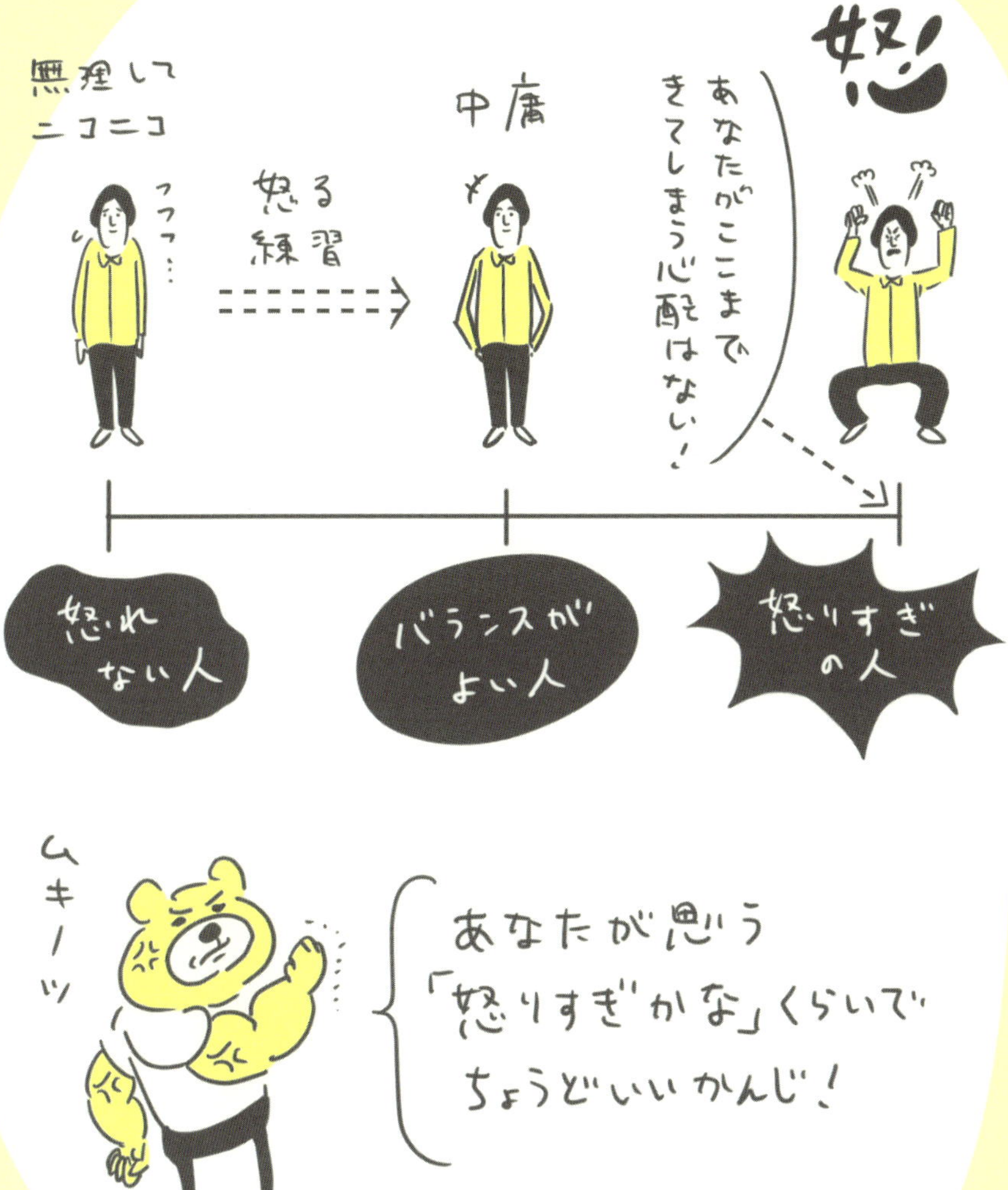
怒!
無理して
ニコニコ
フフフ…
怒る練習
中庸
あなたがここまできてしまう心配はない!
怒れない人
バランスがよい人
怒りすぎの人
ムキーッ
あなたが思う
「怒りすぎかな」くらいで
ちょうどいいかんじ!

12 怒りを解放する具体的方法

怒りや悲しみを解放するのに、相手に殴り込みにいく必要はありません。湧き出てきた、あるいは溜まっている怒りの感情を消化してあげればよいのであって、怒りの元になった人間に復讐したり、怒りを直接伝えにいく必要はありません。

「相手は変わらない」というのは心理学の基本ですので、相手に怒りをぶつけても、自分にとってのよい展開はほとんど起こらないと考えてください。

それが親や上司であればなおさらです。彼らはあなたよりも相手を責めることに躊躇がない人なので、返り討ちにされて余計に怒りを溜め込む原因になりかねません。

モノに当たるのが効果的

特に溜まりに溜まった、もはや恨みや怨念レベルにまで変化している怒り、特定の人間への怒りや恨みを消化するには、体を使ってその怒りを発散する、モノなどにぶつけるのが有効です。

具体的には、ひとりのときに、目の前に相手がいると想像して、気が済むまで怒鳴り罵倒する。タオルを手に持ち、クッションを相手に見たてて、怒りを言葉にしながらタオルで（ムチのように振り下ろして）クッションを叩くなどです。早足のウォーキングをしながら相手への怒りを感じる、口にするのも発散になります。

私はジムでベンチプレスをします。ありったけの力で、グワーッとバーベルを押し上げながら、相手を想像して、怒りを徹底的にぶつけます（ここでは書けないような罵詈雑言をつぶやくこともあります）。相手への怒りが大きいほど、いつもよりもずっと重い重量があがってしまうのです。怒りのエネルギーの凄まじさを感じます。

そのくらい、怒りは大変なエネルギーを持っており、生きる根源的なエネルギーであると感じます。この怒りを封じ込めて自分へと向けていたら、自分で自分をうちのめして心が苦しくなるのは当然です。

「そんなネガティブな言葉は口に出すと言霊《ことだま》の力でよくないことが起こる」「悪いものを引き寄せる」「波動が下がる」

こう言う人もいますが、相手に直接ぶつけるわけではない数回の罵詈雑言《ばりぞうごん》で感情が消化され、その後引きずらないのであれば、その方がよほど波動も体調もよくなります。天使や仙人になるために生きているわけではありません。

腹黒く、汚い言葉も吐く。それが人間です。

回復過程で湧き出る「怒りの感情」の対処法

なお、うつの回復過程で怒りの解放が始まると、日常の些細なことにもイライラし、

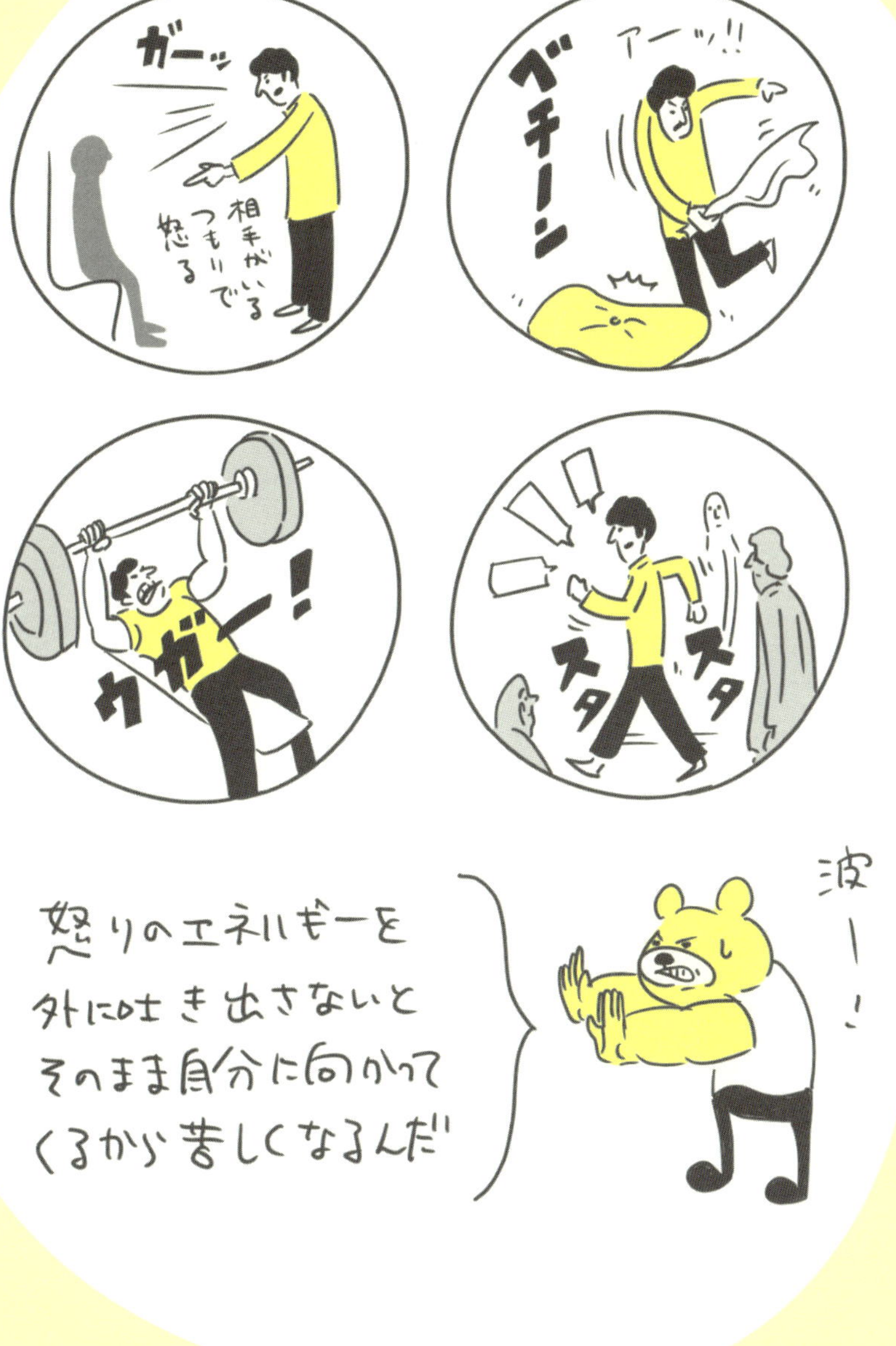
ガーッ
相手がいるつもりで怒る
ブチーン
アーッ!!
ウガー!
スタスタ
怒りのエネルギーを
外に吐き出さないと
そのまま自分に向かって
くるから苦しくなるんだ
波ー!!

怒りの感情が湧きやすくなり、相手にモノを言いたくなることも出てきます。
その場で湧いてくる新鮮な怒りは、新鮮なうちに、我慢せずに、できる範囲で怒りを相手に伝えてください。

もう（他人にとって都合の）いい人は卒業しましょう。

怒鳴り散らすことはしないまでも、嫌なことには嫌、腹が立つことには「腹が立つ」「それは不快です」と怒りを持ち帰らずに言葉にすることも必要です。あるいはその場を離れた後に、すぐに体を使って怒りを発散しましょう（前ページのイラスト参照）。

相手に肉体的に危害を与えてしまうのはいけませんが、多少声を荒らげたとしても、そんな自分を責めないでください。

その過程もうつから抜け出すにはときに必要なのです。

できれば冷静に、不快であることを相手に伝えられればベストですが、どんな形であれ、もう怒りをぐっと飲み込むのはやめましょう。

怒りをその場その場で処理していくのです。

そして、そのときには自分を絶対に責めないでください。

13

付属音源ピアノセラピーで怒りの感情を消化する

しかし、うつで動くのも苦しいとき、体を使って怒りを解放するのは大変です。

そこで、体を使って発散する方法以外に、自分の体を通して怒りや悲しみを感じてあげる方法も大変有効です。本書付属の音源ピアノセラピーは、聴くだけであなたの怒りや悲しみを少しずつ解放してくれます。特に難しく考える必要はありません。まずは横になって聞き流してください。

付属音源を聴くだけからさらに一歩進めて、付属音源と一緒に意識的に感情を感じてあげるとより効果的に感情が消化されるので、第3章でご紹介した付属音源を使ったピアノセラピーワークにも調子のよいときに取り組んでみるとよいでしょう。

コラム

神様に投げてしまうタワカル精神のすすめ

シンガポールをベースとした南アジアでの活動が増えるにつれて、私にイスラム教の友人（ムスリム）ができました。彼らに影響を受けて私もイスラム教と一神教について学ぶ機会が増えるにつれて、色々な気づきがありました。

シンガポールもマレーシアも、国民はマレー系（イスラム教徒がほとんど）・中華系・インド系で構成される多宗教・多民族国家なのですが、自殺率は圧倒的にイスラム教徒が低いことがデータでわかっています。

イスラム教では自殺を固く禁じているため、その影響はもちろん大きいでしょう。そこに加えて心を病む人も少ない傾向にあるそうです。民族の気質もあるかもしれませんが、やはり彼らにとって神様（アッラー）の存在が大きく影響しているのを感じます。

イスラム教では「**タワカル**（**Tawakul**）」という考え方があります。「**神様は人生のベストプランナーであり、それを信じて神様に任せる**」という意味合いで使われます。人生を乗り越える努力はもちろん必要なのだけれど、あとは神様に任せてしまう、預けてしまうという発想です。

これが彼らはとても上手なんです。彼らがイイ感じに脱力して生きているのは、何もかも自己責任、自己解決ではなく、神様にも預けてしまえるからなのではと思うようになりました。

日本にも「人知を尽くして天命を待つ」という故事成語がありますが、タワカルはこれと同じ意味合いだともいえます。ただこちらは、必死で努力し尽くしたその上で、もう残りは神様に預けるのみ、というような感じが強いですよね。しかもうまくいかなかった場合は、人知を尽くしきれていなかったから（自分の努力が足りなかったから）、天も助けてはくれなかったのだ、という意味合いも感じますよね。

タワカルには、努力（行動）はしつつも、未来の不安や自分でコントロールできないことや、自分の肩の荷は神様に預けてしまう感覚があります。日本のそれよりも切羽詰まっていません。神様に人生の伴走をお願いして一緒に走ってもらう感覚といいますか、自分ひとりで何もかも抱えて、必死で走り抜けてからじゃないと神様に頼ってはいけないというものではありません。

心がつらい人は、何もかもを自分で抱え込んでいます。自己責任・自己解決で必死に人生を走り抜けてきたはずです。それを「人知をやれる範囲で尽くしつつも、残りは天命を信じてまかせてしまおうよ、それでいいんだよ」くらいの気楽さに変えられたら、肩の力が抜けて私たちもだいぶ楽になるのではないでしょうか。

未来のことはわからないし、自分ではどうにもできないこともある。その全てを抱え込んで苦しむのではなく、自分を責め続けるのではなく、もう神様に預けてしまって、肩の荷を降ろそうよ、降ろしていいんだよ、と、私の友人たちを見ていると思うのです。

神を信じろとか、不思議な力に委ねよとか、そういうことではありません。タワカルの発想を取り入れて、それをきっかけに、あなたひとりで全てを抱え込むのをやめてみませんか。

できない自分を責め続けるのをやめませんか。

未来を心配しすぎたり、一体いつになったらうつがよくなるんだという絶望的な気持ちを抱くくらいなら、その不安や苦しみは神様がいつか助けてくれるはず、と神様に預けて一度手放してみるのです。

私もタワカルを知ってから、今どうすることもできない未来の不安で苦しむことがなくなり、他にも色々なことが楽になり、何もかもをひとりで抱え込んでしまうことがなくなりました。

第5章

栄養素を正しく摂れば、心はすっきり軽くなる

1
うつは心のアプローチだけでは治らない！

うつから脱するには、心のアプローチだけでは足りません。心：体＝50：50で体のアプローチは必須です。心の病は心のメソッドで治すのだと信じて、体をないがしろにしている人が多く、そのために長年うつ、心の不調から抜け出せない人がたくさんいます。心の専門家でさえ、心の病は心が原因で起こると信じている人がたくさんいます。私も大学院でそう学びました。

しかし心の苦しみは、体、ホルモンバランスの不調からも起きます。それを精神論で乗り越えるのは無理です。本書では「分子整合栄養療法」をベースに、①血糖値の安定＝心の安定、②うつを撃退する栄養素の摂取の2点を提案します。

心のアプローチ
だけではNG!
心のアプローチ
50%
体の
（肉体）
アプローチ
50%
① 血糖値の安定
② 心の栄養素の摂取
両方そろって
はじめて
「うつぬけ」!

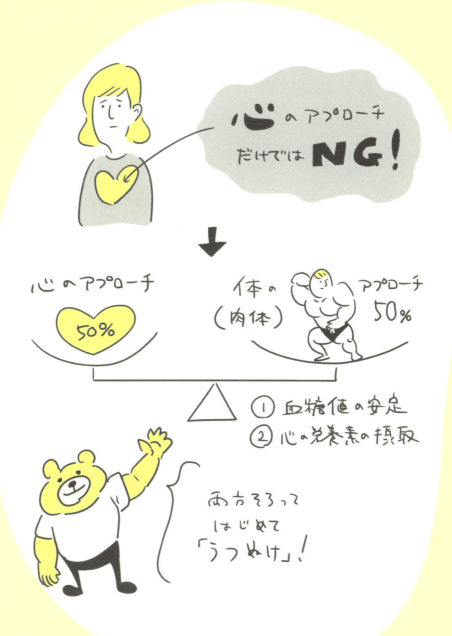

2

血糖値の安定とメンタルの安定は密接にリンクしている

まずは「血糖値の安定＝心の安定」という法則を説明します。
血糖値が下がるとあなたのメンタルも落ちます。
血糖値の乱高下で自律神経が乱れ、心を不安定にします。
以下、血糖値と心の関係をおおまかに解説します。

血糖値のメカニズム

食事を摂ると血糖値が上がります（正しくは糖質で血糖値があがります）。上がった血糖値はインスリンが分泌されることで、ゆるやかに下がり、3〜4時間で空腹時とほぼ同じ数値になります。血糖値は、空腹時の数値よりも下がることはありません。これが健康で正常な状態です。

ところが、糖質（お菓子・ご飯・パン・麺類・果物など）の摂りすぎや、ビタミンB群、鉄分、ミネラルなどの栄養素の不足で調整機能が低下すると、インスリン分泌のタイミングがずれるなどの様々な原因で、血糖値が下がりすぎてしまうことが起こります。血糖値が下がりすぎてしまっては人体の危機ですから、体は血糖値を上げるホルモンを分泌します。グルカゴン、アドレナリン、ノルアドレナリン、コルチゾールなどのホルモンがその働きをします。

この血糖値を上げるホルモンが、問題になります。

血糖値を上げるためにホルモンが使われてしまう

アドレナリンは、興奮作用があり、不安感情を強くします。よって、血糖値を上げるために分泌されたアドレナリンの影響で、不安やイライラが強くなります。

ノルアドレナリンは興奮作用だけではなく、やる気を起こすのにも必要なホルモンです。

コルチゾールはストレスに対応するためにも使われます。

しかし、これらのホルモンが血糖値を上げるために使われてしまうと、肝心なときにホルモンが足りず、やる気が出ない、ストレスに対抗できないといった体になってしまうのです。

つまり血糖値が下がりすぎてしまうことで、ホルモンバランスが乱れ、メンタル面に大きな問題が現れてくるのです。血糖値が高い状態が続いてしまう糖尿病とは違い、血糖値が下がりすぎてしまう状態。これを機能性低血糖症といいます。

うつ症状がある方は、まずはこれを疑ってください。

正常な場合

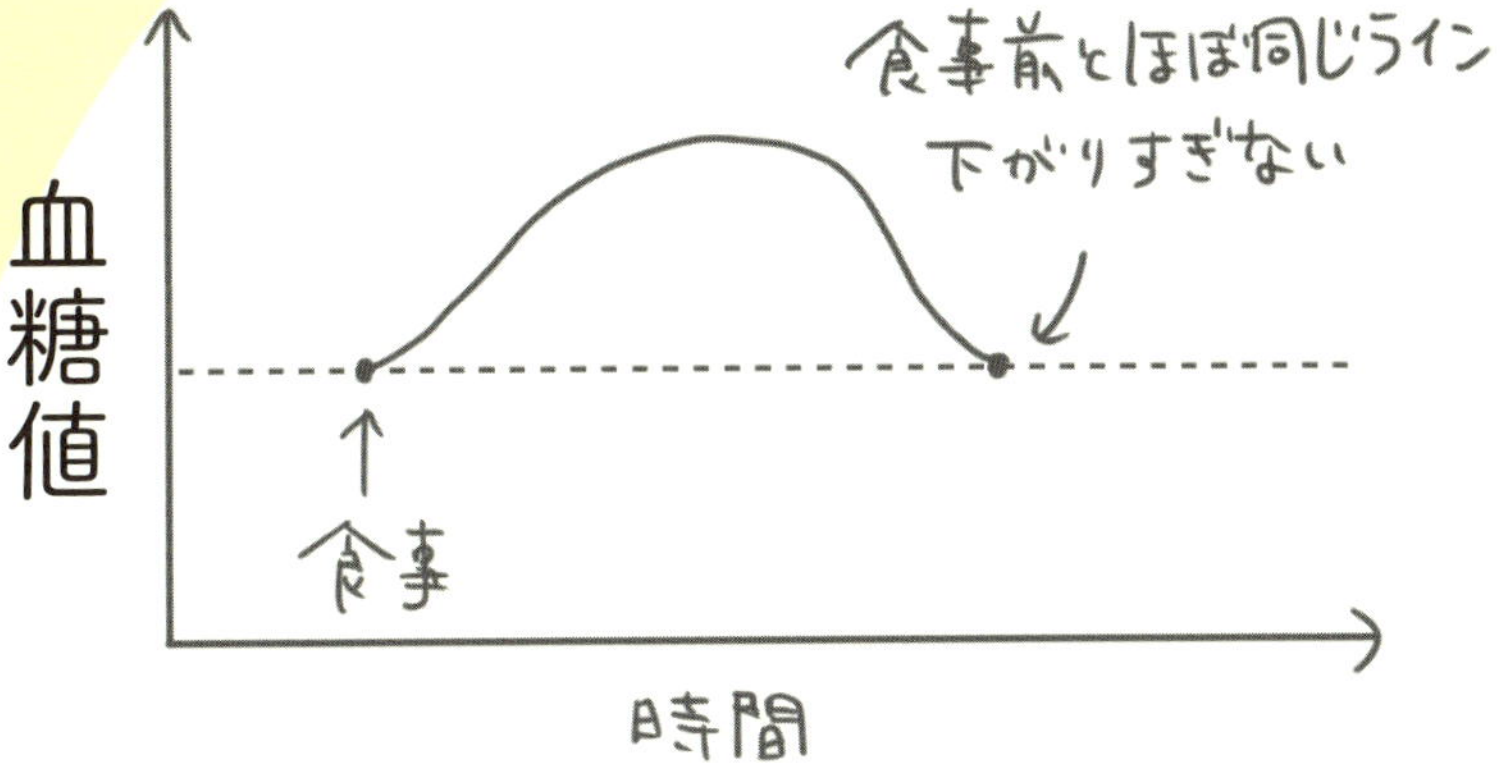

低血糖症の場合（代表例）

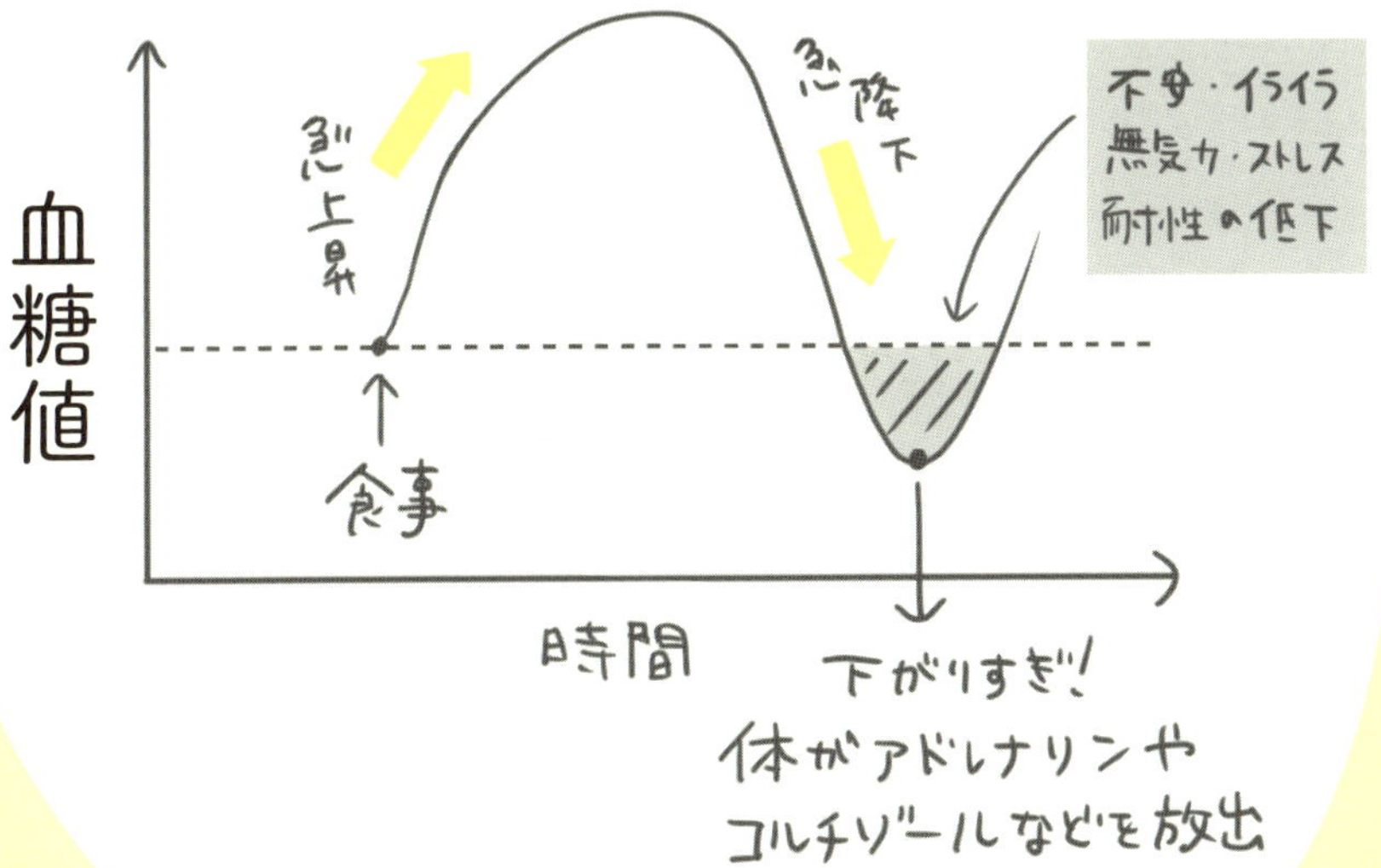

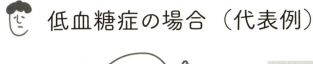

3

血糖値を上げない食べ方＝心が強くなる食事法

これからご紹介する血糖値を安定させる工夫を実践することで、あなたの心を安定させていきましょう。血糖値を安定させるためには、まず血糖値が急上昇しない食べ方をする必要があります。

では、血糖値を急に上げないようにするにはどうすればいいのでしょうか。

それは、糖質を制限することです。

血糖値を上げるのは糖質だけです。よって糖質を減らすだけで、血糖値が安定します。ただしその分、たんぱく質と脂質を補います。

以下、心のための正しい糖質制限のやり方をご紹介します。

食べ方の順番を変える

空腹時に、いきなり糖質の高いものから食べると、血糖値が跳ね上がります。よって、血糖値が上がりにくいものから食べていきます。例えば生姜焼き定食なら、サラダ（食物繊維）→味噌汁→生姜焼き→主食（ご飯）の順番にします。

一口だけ食べるのではなく、サラダ一皿を先に食べます。給食のときに指導された「おかずも、ご飯も、汁物も、バランスよく食べる三角食べ」ですが、これは心の安定のための食べ方にはなりません。

懐石料理やフレンチのコース料理のように食べてください。前菜、メインの魚肉、主食……という流れと同じです。お盆の上の定食を、コース風に食べましょう。主食（ご飯やパン）はいつでも最後に食べます。

ただし、小食の方で、サラダやスープを食べているうちにお腹がいっぱいになってしまってメインの肉や魚にたどり着けない方は、肉や魚を優先して食べてください。たんぱく質の摂取が一番大切だからです。

主食と甘いものを減らしてたんぱく質を増やす

食べる順番に慣れてきたら、ご飯、パン、麺類など、主食を極力減らしていきましょう。ご飯は大盛りにしないことからはじめて、少しずつできるだけ減らしていきます。うどん、パスタ、ラーメンなども控え、少なくとも麺類やおにぎりだけの食事や、果物、スムージー、パンだけの朝食は控えましょう。

果物やスムージーは健康によさそうですが、果糖も血糖値を跳ね上げます。まして、一番の空腹時である朝一番に口にしてしまうと、血糖値を乱し、不安やうつの原因になります。どうしても食べたい方は、食後に少量だけに切り替えましょう。

そして甘いものはいったん絶つくらいのつもりになってください。

では、減らした主食の分、何を増やすかというと、肉や魚、卵に大豆、つまりたんぱく質です。たんぱく質は、あなたのうつや心の不調を回復させるための必須栄養素なのです。心の安定に関係する神経伝達物質に、たんぱく質は欠かせません。

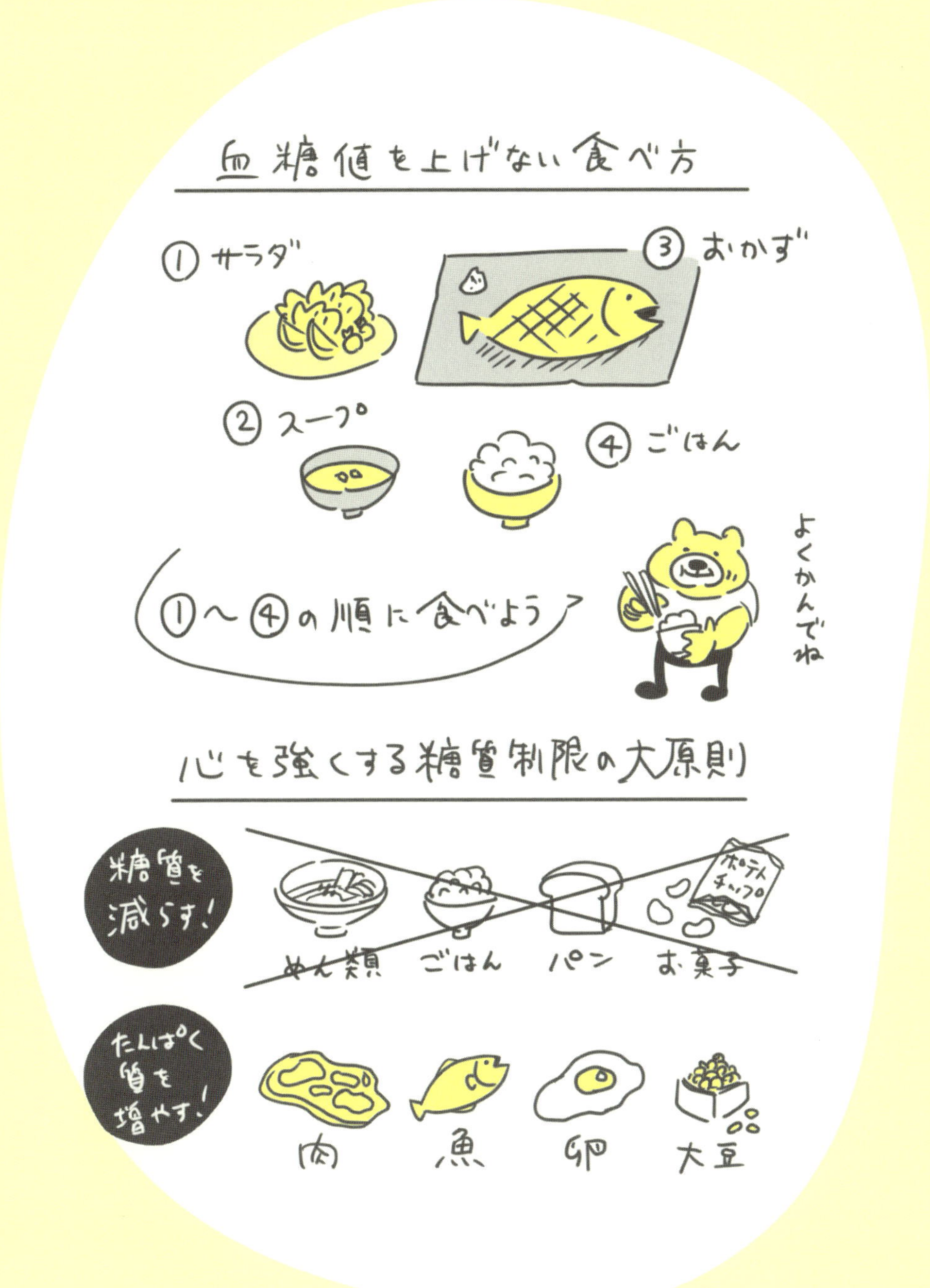
血糖値を上げない食べ方
①サラダ
②スープ
③おかず
④ごはん
①〜④の順に食べよう
よくかんでね
心を強くする糖質制限の大原則
糖質を減らす!
めん類
ごはん
パン
お菓子
ポテトチップ
たんぱく質を増やす!
肉
魚
卵
大豆

4 うつを撃退する栄養素・サプリメント

血糖値の安定と並んで大切なのが、うつを撃退する栄養素を摂取することです。本書では次の3つに絞ってご紹介します。

①たんぱく質（分解されてアミノ酸になりますが、まとめてたんぱく質とします）
②鉄分（特に体が吸収しやすいヘム鉄を摂取します）
③ビタミンB群（ここではB1・B12のような詳細を省きB群としてまとめます）

この3つが、うつを撃退するために必要なほとんどの神経伝達物質の原材料になります。

例えば心の安定ホルモンの代表セロトニン。このセロトニンを自分の体に生成してもらうには「たんぱく質（アミノ酸）」「鉄分」「ビタミンB群」の栄養素が充分摂取されている必要があります。カレーを作りたいのに、人参や玉ねぎ、カレールーなどの材料がない空っぽのキッチンでは何も作れませんよね。それと同じです。

一般的な抗うつ薬（SSRI, SNRIなど）は、このセロトニンを再利用する薬です。減ってしまったセロトニンをリサイクルするのです。

でも、もし体が新しいセロトニンを作れたら、そもそもセロトニン不足にならないはず。材料不足を補えば、本来は体がセロトニンを作ってくれるのです。

やる気のもとになるノルアドレナリン、睡眠サポートのメラトニンなども、先の3つの栄養素が基本材料になります。

現代の食事は、カロリーは充分足りています。しかし、心や脳のための栄養素が足りないという、新しい栄養不足が起きているのです。

この必要栄養素の補給には、サプリメントがおすすめです。

すっかり空っぽになってしまった栄養素を全て食事から補おうとしても、大変な努力が必要ですし、吸収力の落ちた体には酷です。私は自分の回復経験からメンタルに特化したサプリメント「コーダサプリメント」を開発してしまったくらい、心の不調の回復にサプリメントの重要性を感じています。実際、確かな効果を感じてめきめきと回復したクライエントさんがたくさんいます。

鉄分が不足するとどうなるのか?

鉄分が不足すると、心が不安定になります。

一般的な貧血検査では調べないフェリチンという貯蔵鉄の数値があるのですが、これが80 ng/ml以下になると、何らかの不定愁訴が出てくるといわれています。原因不明の頭痛や肩こりが出る人もいれば、うつやパニック、不安感など心の症状が出てくる人もいます。

私も症状があるときにフェリチンを調べたら30 ng/mlしかありませんでした。

特に多くの日本人女性は潜在的な鉄分不足といわれています。生理だけで一か月分の鉄の平均摂取量と同じくらいの鉄分を失っているそうです。発汗でも失います。男性でも注意が必要です。ただしフェリチンは体（肝臓など）に炎症があるときも数値があがるので、そこの見極めには注意してください。

鉄分は吸収率の悪いひじきやプルーンなどの「非ヘム鉄」からではなく、レバーや赤身の肉や魚に含まれる吸収率のよい「ヘム鉄」から摂取してください。

とはいえ、弱った体へ供給する必要な鉄分を全て食事から補うのは大変なので、ヘム鉄のサプリメントを活用しましょう。最初は多めに摂取し、やがて貯蔵鉄の数値が増えてくると、様々な不定愁訴が落ち着いてきます。

ビタミンB群

ビタミンBには番号がありますが、多くが心の安定のための神経伝達物質の材料になる非常に大切な栄養素なので、ビタミンB群（コンプレックス）のサプリメントを活用しましょう。

たんぱく質が不足しがちなときは「アミノ酸」を摂取する

肉や魚や卵などの動物性たんぱく質をメインに、食事からたんぱく質を摂取しつつ、胃の不調や少食などで肉や魚があまり食べられない人、早くうつ・心の不調を改善したい人はアミノ酸のサプリメントも摂取してください。

アミノ酸はたんぱく質が分解された状態なので、吸収に負担がかからず、食欲のない朝でも摂取できますし、空腹時に血糖値を下げすぎないための間食（補食）代わりにもなります。

また、腸内環境の改善が心の不調の改善にも大きく関係していることがわかってきており、3つの栄養素に加えて、腸内を整えるサプリメントの摂取もおすすめします。

以上が心の回復と安定のための最低限のサプリメントです。

ただし注意してほしいのは、ひとつのサプリメントだけ、あるいは「この

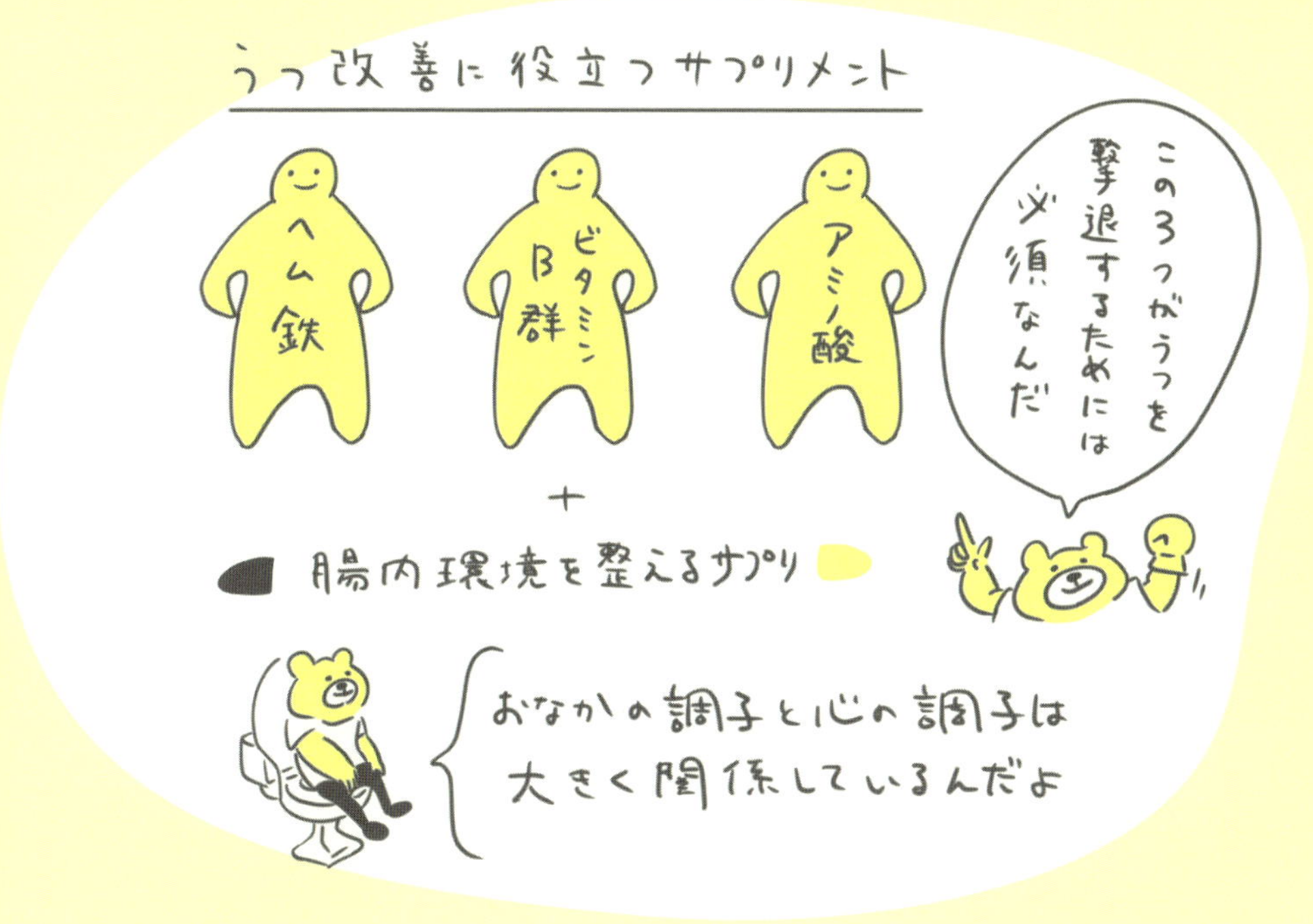
うつ改善に役立つサプリメント
ヘム鉄
ビタミンB群
アミノ酸
この3つがうつを撃退するためには必須なんだ
＋
腸内環境を整えるサプリ
おなかの調子と心の調子は大きく関係しているんだよ

腸内サプリだけでうつが治る!」ということは起こらないということです。

繰り返しますが、うつは多角的なアプローチが大切で、魔法の解決法はありません。

これは栄養療法も一緒で、このひとつの栄養素だけですっかり治るということは起こりません。

いつだって多角的にバランスよく取り組むのが重要です。

5

うつの人は才能があるから、栄養素がすぐなくなってしまう？

「サプリメントなんて抵抗があるし、そもそも、なんで私だけサプリメントを飲まなきゃならないわけ？　他の人は普通の食事でも元気なのに」

私もそう思ったのでその不満はよくわかります。

心に不調が出てしまう人は、燃費の悪い体質なんだと考えてみてください。

大量にエネルギー消費をしてしまうタイプなのです。

他の人と同じ量の栄養素ではガス欠になってしまうのです。

あなたは、もともと才能が豊かであるがゆえに、気づかないうちに人よりも栄養素をたくさん消費するタイプなのです。

これは悪いことではありません。必要な栄養素をしっかり補ってあげれば、あなたは人よりも力を発揮できるタイプなのです。

そもそも、うつになる前から、よりよく生きよう、他人に優しい人であろうとエネルギーを使い、自分に厳しく、人に気をつかい、ときに空まわりしながらも、必死で走ってきたのではありませんか。

普通の人よりもずっとずっと栄養素を消費してきたので、今はすっかりガス欠になっています。

だからその分をこれから補えばいいのです。

6 筋肉が増えると、うつは逃げていく

筋肉は、心の安定にも関係してきます。筋肉量が増えると、体に芯ができ、エネルギーも活性化します。筋肉が増えると血糖値も安定しやすくなります。筋肉量が増えて困ることはひとつもありません。

筋肉がうつの全てを解決するわけではありませんし、あくまでも回復期に運動はするべきであり、うつ症状がつらいときに運動をするのはおすすめしません。

その上で、筋肉を増やす一番の近道は、動けるときに少しずつ下半身を使うことです。下半身には全身の筋肉の半分以上が集まっており、下半身を鍛えるだけで、筋肉量を充分維持できます。いきなりジムに行く必要はありません。

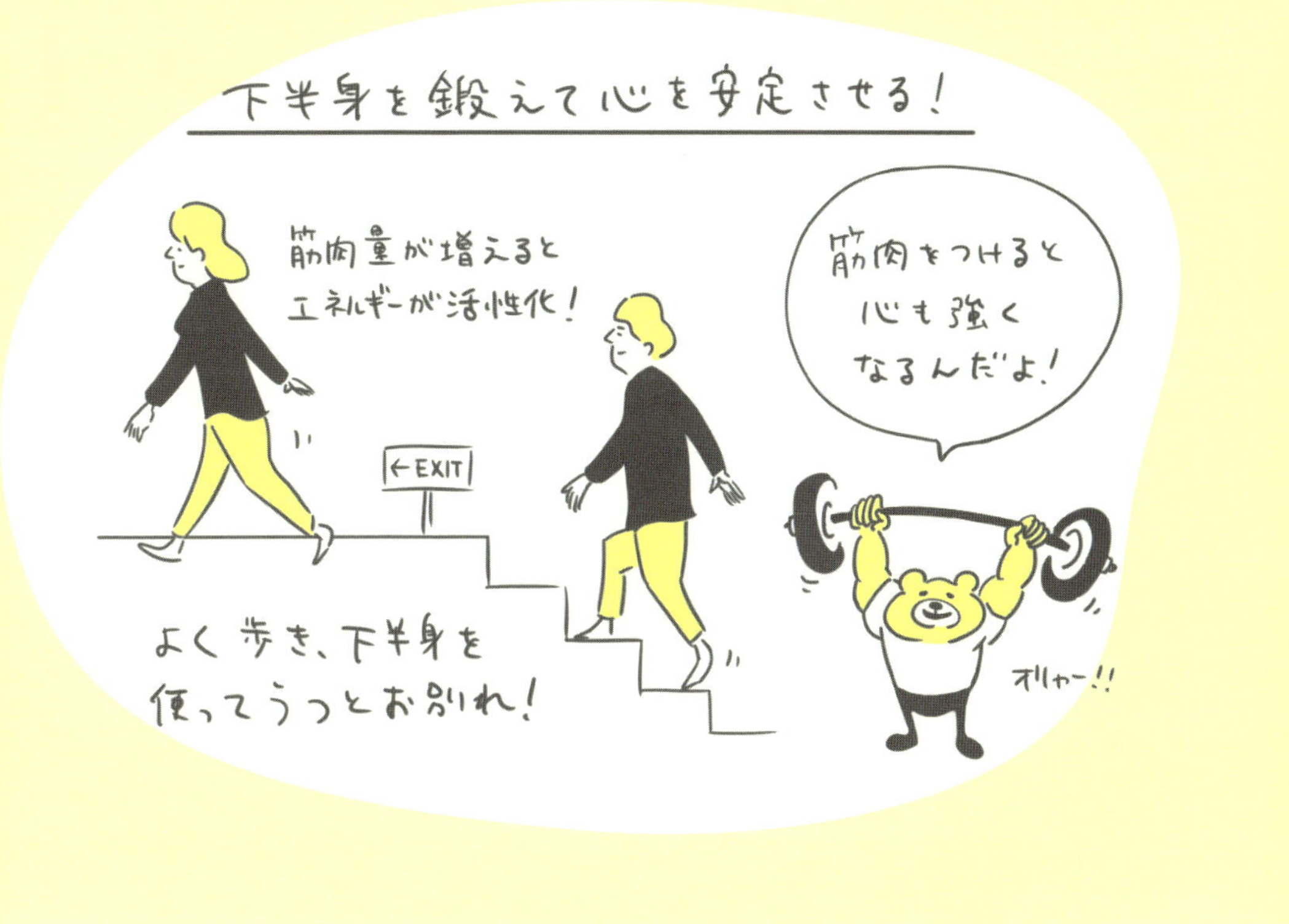
下半身を鍛えて心を安定させる！
筋肉量が増えるとエネルギーが活性化！
←EXIT
筋肉をつけると心も強くなるんだよ！
よく歩き、下半身を使ってうつとお別れ！
オリャー!!

歩いてください。

まずは散歩からはじめましょう。

通勤している方は一駅分歩いてみたり、少し遠回りして家まで帰ってみたり、日常生活の中での歩行時間を増やします。そしてエレベーターやエスカレーターの利用を減らし、例えば一階分だけ階段を登ることからはじめてみましょう。

よく歩き、下半身を使ってあげると、うつは逃げていきます。

●参考文献

泉谷閑示『「普通がいい」という病』（講談社現代新書）
森田正馬『神経質の本態と療法』（白揚社）
森田正馬『神経衰弱と強迫観念の根治法』（白揚社）
森田正馬『自覚と悟りへの道』（白揚社）
森田正馬『生の欲望』（白揚社）
北西憲二監修『森田療法のすべてがわかる本』（講談社）
下園壮太『自殺の危機とカウンセリング』（金剛出版）
岸見一郎『アドラー心理学　シンプルな幸福論』（ベスト新書）
大鶴和江『恐れを手ばなすと、あらゆる悩みから自由になる』（大和書房）
磯村毅『二重洗脳〜依存症の謎を解く〜』（東洋経済新報社）
木村敏『形なきものの形』（弘文堂）
ジュディス・L・ハーマン『心的外傷と回復』（みすず書房）
エリザベス・F・ロフタス、K・ケッチャム『抑圧された記憶の神話』（誠信書房）
Mark Hyman,M.D.『THE BLOOD SUGAR SOLUTION』（Little Brown）
Mark Hyman,M.D.『THE ULTRAMIND SOLUTION』（Scribner）
溝口徹『図解でわかる最新栄養医学　「うつ」は食べ物が原因だった!』（青春出版社）
村井靖児『音楽療法の基礎』（音楽之友社）

第6章

ピアノセラピー
体験者の声

体験談❶

小林育道さん（長谷寺・住職）

私がうつになったのは平成21年の頃です。当時の私は、お寺の住職をするかたわら、福祉関係の仕事をしていたのですが、知人に誘われて同業他社に転職したのです。そこでそれまでの人生で経験したことのない言葉の暴力、無視、陰口、責任転嫁といった嫌がらせを受け、心身のバランスを崩していきました。入社して2週間後には、心労で眠れない日々が始まりました。

「大人なのに情けない」と思う方もいるかもしれませんね。私も当時はそう自分を責めていました。とくに、心療内科に通い、医師からうつ症状と診断され、薬を処方されたときは、「お前は弱い人間だ」とレッテルを張られたような気分になり、さらに落ち込んだものです。今ならわかるのですが、大人のいじめは決して珍しいことではありませんし、私のように、周囲の人から見ると「もっともうつにならなそうな人」といわれていた人間でさえ、追い詰められてしまうほどのものなのです。

私がうつから抜け出すことができ、自分の道を生きることができるようになった背景には、あの辛い日々を寄り添うように支えてくれた、橋本さんのピアノセラピーがありました。職場で起こっていることを、友人の一人に相談したところ、橋本さんのピアノセラピーのCDをすすめてくれたのです。

会社は小人数だったため、そのぶん人間関係が密であり、逃げ出せる時間はお昼休憩くらいでした。外食ばかりもお金がかかりますから、私は自分の車の中で、妻の弁当を食べながら、ピアノセラピーを聴きました。

初めて聞いたとき、とめどなく涙があふれ、胸のつかえがすっと楽になったことを覚えています。私は苦しくて苦しくて仕方がないのに、泣きたくても泣くことができなくなっていました。そんな自分を少しでも解放してあげたかったのです。ピアノセラピーは、涙を誘うような情感たっぷりのメロディというわけではないのですが、優しい調べがそっと心を撫でてくれるように、私の心を癒してくれました。

それからというもの、1日2回のピアノセラピー習慣がはじまりました。昼休みに午前中にため込んだストレスをピアノセラピーでリセット。帰宅後、もう一度ピアノセラピーを聴いて、午後のストレスをリセット……という感じです。

うつ症状によっては、眠れなくなってしまったり、不安な気持ちがどんどん増幅してしまったりすることもありますが、橋本さんのピアノセラピーにはそういった不眠や不安を和らげてくれる作用も感じていました。そうやってギリギリのところで心身を保ちながら、勤めを1年と少し続けました。

「そんな会社早くやめればいいのに」と思いますよね？

ただ、請われて転職した手前、「がんばらなきゃ」という気持ちもありましたし、家族がいて生活もありました。自分をだましだまし頑張らせた結果、とうとうある日、会社に行こうとしても、まったく動くことができなくなってしまったのです。それからほどなくして退職しました。

退職から半年くらいでうつ症状は徐々に回復していきました。

お寺の住職としての仕事を再開させてから、お寺には悩みやつらい気持ちを抱えていらっしゃる方もたくさんいますから、お待ちいただく時間にピアノセラピーをBGMとしてかけていました。

すると、ある檀家さんの女性が、「音楽を聴いているうちに両親への感謝の気持ちを感じた」とおっしゃり、6年間うつに苦しいでいることを打ち明けてくださったのです。その方にこのピアノセラピーのことをお伝えすると、私と同様とても相性がよかったようで、その後うつが改善したとご報告いただきました。

その方以外にも、お寺にいらっしゃり心の不調や元気をなくされている方に、自分の体験やアドバイスを求められるたび、ピアノセラピーを勧めるようになったところ、次にお墓参りにいらしたとき、明るい報告をくださることが多くなりました。

あんなにうつに苦しんでいた自分が、今度は困っている方を救う立場になったことに気付いたとき、「あの辛い経験もまったく無駄なものではなかった。むしろ、あの経験こそが、私が仏の道を歩み、世の中にお寺での活動を広げるために必要なものだった」とさえ、今は思えるようになっています。

ピアノセラピーの音楽との新しいつながりができたことも、とても光栄に思います。そのような気持ちにさせてくれた橋本さんのピアノセラピーには本当に感謝しています。

体験談②

東新宿こころのクリニック　スタッフ一同

私たちが橋本さんのピアノセラピーのCDを知ったのは、5年前クリニックを開業するときでした。待合室でかけるBGMの候補となるたくさんのCDの中に、その1枚があったのです。

私たちがBGMに求めることは、大きく2つありました。ひとつは、患者さんのプライバシーへの配慮です。患者さんにとって、診察室から会話が外に漏れ聞こえてしまうのではないかどうかは気になるところです。その点、音楽がかかっているとその心配がなくなります。かといって、診察の邪魔にならない音楽が望ましいと考えていました。もうひとつは、患者さんの気分を害するものではあってはならないということです。

私どものクリニックは、自治体や厚生労働省のHIV検査の委託も受けています。検査の結果を待っている間というのは、やはり不安なものです。クリニックに来られる患者さんの年齢層が幅広いこともあり、実際いろいろな音楽を試してみたのですが、橋本さんのピアノセラピーはとても優しい響きで、待合室での不安を和らげ、心に不調を抱えている方もリラックスして聞き続けていられます。

患者さんから、「これは誰の音楽ですか？」とよく受付で質問を受けるのも、橋本さんの音楽だけです。ＣＭやドラマ、映画などの有名な曲をヒーリングミュージックにアレンジした音楽がありますが、人によってはそういった音楽から過去のトラウマを思い出して辛くなってしまうこともあります。でも、橋本さんの音楽はオリジナル楽曲のため、その心配がなく、感情をむやみに揺さぶらずにいられるところがとてもいいと思っています。

心療内科は、以前に比べれば敷居が低くなってきたかもしれませんが、まだまだ不安を抱えて来院する方が多いと思います。私たちのクリニックでは、エレベーターの扉が開いたと同時に、橋本さんのピアノの調べが聞こえます。患者さんにもほっとした気持ちを与えてくれているのではないでしょうか。

体験談③

石川睦子さん（主婦）

私はある自己開発メソッドのマスターとして、「自分の運命は自分で決めることができる」という考えの元、多くの方が自分の能力に気付き、自分の生きたい人生を選択できるようになるお手伝いをしてきました。私自身もそのおかげで人生が好転していったと感じています。とはいっても、幼い頃より体が丈夫なほうではなく、仕事は夫の扶養の範囲以内でするのが精いっぱいでした。

自分が元気なときは、症状に合わせてメソッドのツールを使い、スムーズに自分を変えていくことができるのですが、ある時から、調子が悪いとそれがまったくできず、心身の不安定な症状が長引くようになり、袋小路に入ったような状態になってしまったのです。

ある日、母が発達障害のテレビ番組を見て、私に該当する傾向が多い気がするといってきたのです。「まさか」と思いつつ、思い切って心療内科を受診してみると、その通り、私は普通に暮らしているぶんにはわからない程度の発達障害（ADHD）であり、それが原因で引き起こされる低血糖症であることがわかりました。

私は、生まれつきの脳が幸せホルモンといわれるオキシトシンを分泌する機能が低いことがわかりました。低血糖症は、「血糖値を調節できず、安定した血糖値を維持することができない」病気です。そのために、食後に血糖値が乱高下すると発作のような症状が起きていました。自分の心身の不調のあらゆることにやっと合点がいったのです。

自分が軽度とはいえ発達障害であると知ったときは、とてもショックでした。うつ病であれば治る可能性があると考えられたと思いますが、生まれつき脳に障害があるとなると手の施しようがないのではないかと思ってしまったのです。

そのような中、ネットで自分と同じような人はいないかと探していると、橋本さんのサイトに行き着きました。橋本さんご自身が低血糖症をよくご存じだったということもあり、すぐにセッションを受けさせていただきました。

私は橋本さんの提案されている食事療法を試してみることにしたのですが、セッションで橋本さんが弾いてくれたピアノの音色は忘れられません。その押しつけがましくなく、自然に自分に寄り添ってくれるピアノの音が細胞全体に響き渡って心底安心感を覚えました。オーガニックで玄米菜食の食生活こそが一番健康だと思い続けていた私でも、何のためらいもなく食事を変えてみようと素直に思えたのはピアノの音色のおかげだろうと思います。

今でも、毎日数枚のピアノセラピーのCDを繰り返し聴いています。

私は実践していた自己啓発メソッドを使って自分をどうにかしないといけないと思い込んでいるところがありましたが、橋本さんに「がんばらなくてもいいんですよ」と言われたことにも救われていました。付かず離れず寄り添ってくれる橋本さんのピアノを聴いていると、頑張ったり、焦ったりすることなく、今の自分でできることをすればいいんだと健やかに思えるようになるのです。

一方、動物性たんぱく質をしっかり摂る食事とビタミンB群、ヘム鉄、腸内フローラを中心としたサプリメントを飲み始めと、自分でも信じられないくらい体力・気力ともに充実してきました。驚いたのは、低血糖の改善のためと思っていた食事療法が発達障害からくる神経の不安定さも緩和してくれていることです。

私は、早起きができず、10時過ぎくらいにやっと動くことができるような状態だったのですが、今は普通に7時くらいには起きてお日様の光を浴びることができます。以前のように、落ち込みや体の重さでベッドが出られないというようなことはまったくなくなりました。

長年、空手の形を習っているのですが、体力がないため練習を通しで行うことはほぼできませんでした。そういう体質だということで、師匠にも許しを得ていたのです。食生活を見直してからはフルで練習をすることができ、筋肉も付き始めてきました。この変化は、ほんの3～4か月の間に起こったことなのです。

そして、食事療法を始めてから5ヶ月後の血液検査では、すべての数値が正常になりました。

発達障害が完治するわけではないのですが、ピアノセラピーや食生活のおかげでこんなに不調が改善したことは、本当に大きな喜びです。これからはもっと積極的に行動できますし、していきたいと思っています。

体験談④

能野久美子さん（静岡県在住・会社員）

　私が橋本さんの音楽に出会ったのは、約8年前。3人目の子供を出産してしばらくの頃です。ピアノに小さい頃から親しんでいたこともあり、書店で偶然見かけた橋本さんのピアノセラピーの本にとても惹きつけられました。

　当時の私は、育児中心の生活を続ける中で、生きる気力を失ってしまった状態でした。子供は可愛いですし、夫婦仲も良好。なのに、人生をやりきってしまったような「生きているのに、生きていない」という無気力や諦めが心を支配していたのです。

　橋本さんのピアノは、優しく包み込んでくれるなかに、強い芯のようなものを感じます。繰り返し聴くうち、私は自分がどんどん癒されていくのがわかりました。

　そのような気持ちになったのは初めてだったので、橋本さんの個人セッションを受け、ピアノセラピーのＣＤを聴くことに加え、サプリメントを飲むようになりました。

その結果、以前の無気力さが徐々になくなって、普段の生活の中にも幸せを感じやすくなりました。自分でもレイキを学ぶなど、スピリチュアルな世界のことも知っていくと、この現実を創っているのは自分だということを徐々に理解し、自分を受け入れ、自分の気持ちと向き合えるようになってきたのです。

空気のような存在だった私が、今は仕事でリーダー的なポジションを引き受けたり、ＰＴＡで人前に立つなどしています。しかも以前は「私ばっかり」と被害者になっていたのに、人のために何かができることに心から喜びを感じています。子供との関係にも変化がありました。以前は子供に期待ばかりしていたけれど、今は私自身が行動している姿を見て、子供が自ら大切なことに気付いてくれたらいいなと思っています。

橋本さんとの出会いのおかげで、本来の私自身を生きられるようになってきたと感じるのです。今でも時々落ち込むことがありますが、橋本さんのピアノを聴きながら胸に手を当ててセルフヒーリングをしたりしています。

自分の心のバランスが取れるようになったことにとても感謝しています。

おわりに

私が「うつ」と正式に診断されたのは2011年のことでした。

うつ症状に苦しむ暗く長いトンネルの中で、体調がよい日にいつも思っていたことがあります。

「ここから抜け出せる日がもしも来るのなら、くだらないプライドは全て捨てて、この経験を苦しんでいる人のお役に立てたい」

ただ、それだけでした。

音楽療法をはじめ、心理アプローチ、栄養アプローチを組み合わせて、今ではすっかり体調もよくなり、完全にうつを克服しましたが、正直、何かのタイミングがずれていたら、私は今この世に存在していなかったかもしれません。

「生かされた」と感じています。

ここまでたどり着くための経験を、効果があったことを、なんとしても必要な人に届けたい、お役に立ちたい。その思いは日に日に強くなりました。

そんなときにチャンスをいただき、この本は産まれました。

苦しみの渦中にいたあの頃の私が読みたかった本でもあります。

大学院で心理学を学び、その後も心の勉強をしてきたにもかかわらず、心を病んでしまったことを、こうして告白するのは正直勇気のいることでした。

当時は病院に行くのも、他のカウンセラーに相談するのも、そんな自分になってしまったことを受け入れたくなくて、情けないやら、悔しいやら……。

心の不調が長引くにつれて、「もう自分は治らないのだ」という恐怖や絶望で、なんで自分がこんな苦しい目にあうのか、と生まれてきたことを恨みました。

外見だけで判断されて「あなた、うつじゃないでしょ」と医者にまで言われて傷ついたこともあります。こんなに苦しいのに、彼らは結局何もわかってくれないという悲しみを抱えていました。専門家であっても、経験者ではないので、この苦しみは他人事です。それが態度で伝わるため、そのことにも傷つきました。


私は現在、日本だけではなく、シンガポールを中心に南アジアでの活動も行っています。南アジアではうつや心の病に対する偏見はまだまだ大きく、南アジアのメンタルヘルスは、日本よりも20年ほど遅れていると感じることがしばしばあります。

ある日シンガポールで、多くのことに恵まれている友人が、うつで苦しいこと、生きるのがつらいことをカミングアウトしてくれました。周囲に相談しても「そんなのは人生からの逃げだ」「みんなつらいんだから甘えるな」と一蹴されたそうです。

心の不調を告白すると白い目で周囲から見られる。わがまま、怠けているだけだと思われる。それが南アジアの現状です。

まずはその偏見を取り除くこと。これも活動の一つです。

日本でも海外でも、私のアプローチは同じです。

「ピアノセラピー」など私のピアノ曲を通した音楽療法、そして心理メソッド、カウンセリングで心にアプローチを行います。本書の通り、過去にアプローチすることもあれば、不安や過去を受け入れるためのメソッドなど、バランスよく偏らずに取り入れています。

栄養療法では、病院のサプリメントや世界中のサプリメントを試して研究したうえで、厚生省の基準に基づいて、心に特化したサプリメント「コーダサプリメント」を独自に開発しました。

加えて、食事療法のプログラムを通して、肉体のアプローチと体づくりを行い、心を回復へと導く指導を行っています。心の栄養不足を補うことで、隠れていた才能が開花する方もいらっしゃいます。

気（エネルギー）のメソッドを中心とした代替療法は、特に海外でも関心度が高く、また問題改善の効果報告も大変多いため、これらも伝えています。

心が元気になってきたら、そこからもう一歩進めて、なりたい自分になる、叶えたいことを叶え、生きたい人生を築いていくお手伝いもしています。心が元気になれば、心が活力で溢れてくれれば、人はなんだってできるのです。

年齢は関係ありません。幸せな人生を歩むのには、いつからでも間に合うのです。

クライエントのみなさんやそのご家族が元気になっていく姿を見るたびに、生きていてよかった、あきらめないでここまで来れてよかった、と思い、涙ぐんでしまうときがしばしばあります。

本書の担当編集である寺崎さんに「橋本さん、変なことを聞きますが……心を病んで〝よかった〟と思えたことは何かありますか」と聞かれたとき、正直言葉に詰まりました。あんな苦しみを経験して、よかったことはひとつもない。

あったとしてもそんなのは綺麗事だ……とそのときは思ったんです。

しかし本書を書き始め、ピアノを録音しながら、いつの間にか当たり前になりすぎて忘れていたふたつのことを思い出しました。

まずひとつ目は、人の痛み、苦しみが、身をもって心の底からわかるようになったことです。心をここまで病んでしまう前は、私こそがうつや心の不調に対して、どこかで偏見を持っていた人間のひとりだったと思います。特に若い頃は、「うつなんてただの怠けだ」「ずるい」と本気で思っていたほどです。

でも今では、相手の苦しみ、人の苦しみが痛いほどわかります。街でイライラしている人とぶつかっても、この人はあの時の自分みたいに今はイライラする時期なのかもしれない、色々あって、本人は苦しいのかもしれない、と。今までならカチンときていたところを、一歩引いて相手のことを見ることができるようになりました。

友人に冷たくされても、友人は何か問題を抱えていて、今は余裕がないのかもしれない、と別の見方ができるようになりました。そして、どんなに幸せそうな人でも、見た目が元気そうな人でも、誰もが何かしらの問題を抱えながら、それでも生きているということを、理屈ではなく心と体を通して学びました。

ふたつ目は、音楽の力です。

もう苦しくて苦しくて仕方のないとき、言葉にはできない絶望や悲しみを、どうしたらいいかわからなくて叫び出したいような、もう消えてなくなりたいような、そんな気持ちに襲われたとき、ふとしばらく弾いていなかったピアノの前に這って座って、その想いと一緒に即興でゆっくりと演奏を始めたときがありました。

すると理屈や言葉ではどうにもならなかった、どうにも言い表せなかった苦しみや悲しみが、音楽になって自分の心に寄り添ってくれて、少しずつ解放されて、楽になっていくことに気づいたのです。

音楽の力を再確認した瞬間でした。

このふたつを、しっかり理解したこと。

このことは本当に「うつになった大きな収穫」でした。

読者特典としてご用意したボーナストラック動画も、よろしければご覧ください。

本書付属のCD「ピアノセラピー」も、CD再生環境のない読者向けに、音源をダウンロードできる形をとりました（巻末ページ参照）。

本書を世に出してくださったフォレスト出版に心からお礼申し上げるとともに、回復の道のりで関わってくれたすべての人に感謝申し上げます。

直接関わった人だけではありません。ここまで生きてくるのに、誰かの文章や音楽にいつも救われてきました。

今度は私の紡ぐ文章や音が、あなたのお役に立てますように。あなたの痛みに寄り添うことができますように。そしてこれからも、みなさんに寄り添える音と言葉を紡いでいこうと思います。

最後に、私が苦しみの中で、誰かに言ってほしかった言葉をあなたに送ります。

大丈夫です、よくなります。かならずよくなります。
大丈夫です。私もこうやって元気になりました。
だから、あなたも大丈夫です。
よくなります。大丈夫。

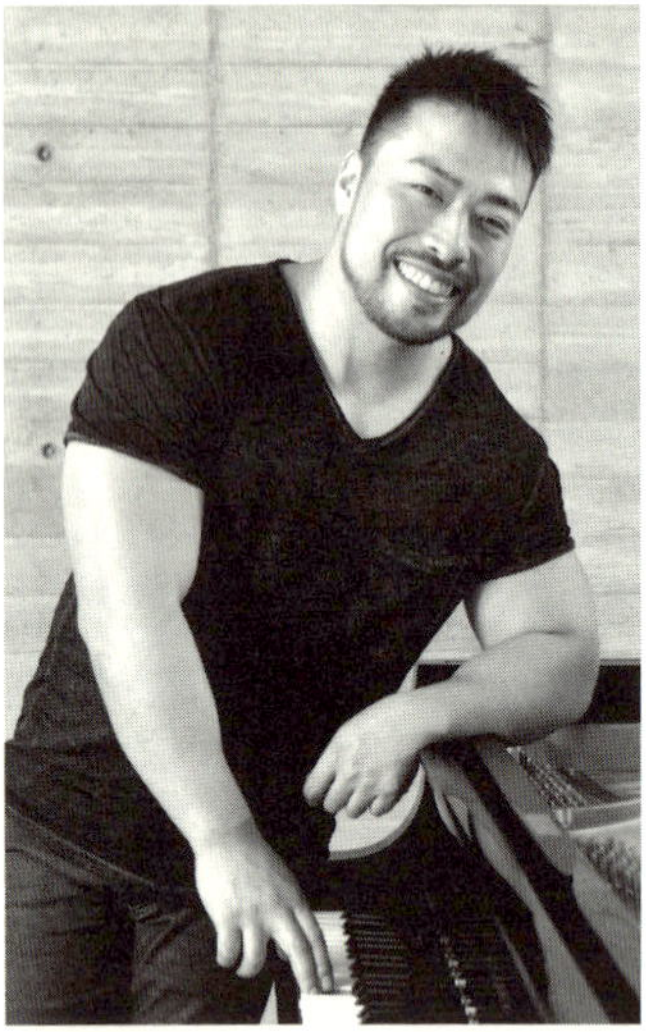

橋本翔太

（はしもと・しょうた）

臨床心理学専攻教育学修士
心理カウンセラー・音楽療法家

国立・埼玉大学にて音楽教育学を、大学院にて臨床心理学を専攻、修士号取得済。小・中・高校、特別支援学校、各教員免許状取得済。首都圏の私立中高一貫校での音楽教員を経て、株式会社nemofficeを設立。

「音楽療法」「心理療法」「栄養ボディ療法」の３つの柱を通して、心を回復・飛躍させるSHOTAメソッド、心の改善に特化したサプリメント「コーダサプリメント」、独自のヒーリング音楽「ピアノセラピー」「ピアノレイキ」CDシリーズが大きな反響を呼び、心の不調からの回復だけではなく、体調・仕事・恋愛・人間関係が改善し、人生が劇的に好転した人が続出している。現在、日本全国各地に加え、海外からも受講者が集まっている。

現在は日本のみならず南アジアでの活動も展開。シンガポールに拠点を置き、メンタルヘルスケアの指導、人材育成、自閉症などの障害やADHDを抱える子供や成人と、その家族へのカウンセリングと指導を行っており、南アジアでの心・メンタルヘルスケアの普及に尽力している。

著書『「他人（ひと）からどう思われているか」気になったとき読む本』『大丈夫、あなたの心は必ず復活する』（KADOKAWA）、『しあわせな恋がはじまるCDブック』（サンマーク出版）、『弾くヒーリング ピアノレイキ（楽譜集）』（ドリームミュージックファクトリー）など多数。

橋本翔太 総合案内サイト
http://pianosh.com/

公式ブログ
http://www.shotablog.com/

橋本翔太ショップ
http://shotashop.com/

CDを取り扱う際の注意 ご使用前に必ずお読みください。

» 本来の目的以外の使い方はしないでください。
» 必ず音楽CDに対応するプレーヤーで再生してください。
» 直射日光の当たる場所や高温多湿の場所での保管は避けてください。
» ディスクは両面とも、指紋やキズや汚れなどがつかないように注意してください。
» ディスクは両面とも、ペン類で文字を書いたり、シールを貼ったり、接着剤をつけたりしないでください。汚れが付いたら、柔らかい布で軽くふきとってください。
» 安全のため、破損したディスクは絶対に使用しないでください。
» ディスクは幼児の手の届かないところに保管してください。
» ごくまれに、一部のプレーヤーで再生できない場合があります。音楽CDに対応したCD-ROMドライブ、DVD-ROMドライブ搭載のパソコンなどで使用する際、機器によってディスクを再生できない場合があります。また、OSや再生ソフト、マシンスペック等により再生できないことがあります。詳しくは各プレーヤー、パソコン、ソフトウェアのメーカーにお問い合わせください。

聴くだけうつぬけ

2019年2月9日　初版発行
2024年6月2日　2 刷発行
著者　橋本翔太
発行者　太田　宏
発行所　フォレスト出版株式会社
〒162-0824
東京都新宿区揚場町2-18　白宝ビル7F
電話　03-5229-5750（営業）
　　　03-5229-5757（編集）
URL　http://www.forestpub.co.jp
印刷・製本　日経印刷株式会社

 ISBN978-4-86680-014-1　Printed in Japan

『聴くだけうつぬけ』

購入者無料プレゼント

本書をお読みくださったみなさんに、ボーナストラック動画をプレゼント！

容量の都合で
付属CDに収めることができなかった
ボーナストラック3曲を

橋本翔太が
グランドピアノで演奏した
特別動画

をプレゼント！

本書付属CD「ピアノセラピー」の音源もこちらからダウンロードできます！

Track1　空が空らしく安らぐ闇夜に

Track2　こんなにも満ちてた両手とありがとう

Track3　南のぴちゃプチャそよいでラララ
僕のらしさでうるおせ今を

※動画ファイルはWeb上で公開するものであり、CD・DVDなどをお送りするものではありません。
※上記特別プレゼントのご提供は予告なく終了となる場合がございます。
あらかじめご了承ください。

▼読者プレゼントを入手するにはこちらへアクセスしてください

http://frstp.jp/kikudake